Irene Di Palma

Le Pretendenti

Amore a tutti i costi

Questo libro è un'opera di fantasia. I nomi, i personaggi, i luoghi e gli eventi descritti sono frutto dell'immaginazione dell'autrice oppure sono usati in modo fittizio. Qualsiasi somiglianza con persone, viventi o defunte, luoghi o fatti reali è puramente casuale.

Indice

Prefazione

Il libro "Le Pretendenti" è più di una semplice lettura, è un inno alla vita e al cambiamento perché affronta temi significativi e universali che suscitano e stimolano riflessioni profonde.

La lettura del romanzo risulterà scorrevole, empatica e coinvolgente, in un linguaggio fluido ed evocativo.

Attraverso le esperienze dei protagonisti che abitano il libro, il lettore sarà testimone di viaggi interiori che lo coinvolgeranno e lo faranno sentire parte di essi.

In un'unica trama, storie di vita che si intrecciano, le più disparate che si confrontano, tanta diversa umanità, mille sfaccettature, mille ferite, mille contraddizioni che emergono nella ricerca di un cambiamento.

Personaggi intenti a virare verso un destino migliore, anime inquiete alla ricerca di una ragione d'essere, anime che si scontreranno anche con le proprie paure.

È un libro intenso: un'immersione in emozioni di incontri, in riflessioni profonde e velate e in sensazioni.

È la descrizione di creature dei nostri giorni in cerca di rinascita, come lo siamo tutti costantemente, con consapevolezza o senza, ma anche in cerca di un senso vero da dare all'esistenza.

Per il lettore, il romanzo "Le Pretendenti", sarà una guida per trovare la direzione che risuoni con la sua anima.

Capitolo 1

La decisione

Era un malinconico ottobre, faceva da scenario la blasonata entrata di un lussuosissimo hotel in Toscana.

Il sole si nascondeva dietro le nuvole e una patina di grigio, appena percettibile, colorava il cielo; le foglie arse si sollevavano in volo spinte da un venticello che le raggruppava a creare piccoli vortici sospesi.

Da qualche giorno l'odore di terra umida aveva preso il posto del profumo dei fiori.

Si respirava l'aria di un pomeriggio, adatto ai rimpianti, in cui era facile avvertire un connubio che confondeva l'anima: la percezione della caducità della vita si mescolava al mistero della stessa. Una sensazione che ciascuno ha provato almeno una volta, un turbamento profondo e inspiegabile.

Un'aria rarefatta e irreale: era un autunno suggestivo.

Un taxi nero stile londinese si fermò davanti all'entrata dell'hotel. Le porte a vetro si aprirono e due addetti ai bagagli, con la loro uniforme grigia, accorsero verso il taxi fermo a spalancare lo sportello posteriore, con l'assoluta attenzione che si riserva solo ad un ospite illustre.

«L'attendevamo, signor Orsini». Ne uscì un uomo non più giovanissimo con i capelli bianchi, alto e robusto. Aveva un'aria distinta, curata; colpiva il suo sguardo autoritario e carismatico al tempo stesso. Indossava una giacca blu firmata Armani, pantaloni rossi e scarpe sportive color beige. Poggiò una gamba fuori dall'abitacolo, a seguire il bastone e a seguire l'altra gamba. L'addetto alla reception corse fuori a ricevere il nuovo ospite, insieme a lui il signor Alfio Cialini, Direttore della struttura.

«Buongiorno signor Orsini», salutò quest'ultimo con grande cordialità, «ha fatto buon viaggio? È un piacere averla nuovamente qui da noi, prego prego, si accomodi.»

E fece strada, mostrando una particolare accortezza, esplicata anche con un anacronistico protendersi del capo e delle spalle, in segno di reverenza. «Le abbiamo riservato la Gran Suite Sorgente, come richiesto dalla sua segretaria.»

«Sì, benissimo», annuì la storica segretaria Eleonora Bindi che, nel frattempo, era scesa dall'altra portiera, avendo viaggiato, come d'abitudine, insieme al signor Augusto Orsini. La voce sottile di Eleonora, la segretaria, faceva da contrasto al suo fisico corpulento e grasso, ai lineamenti marcati vagamente sgraziati.

«Ho necessità di conferire con lei in merito ai dettagli del mio soggiorno», disse il signor Orsini, fissando il Direttore negli occhi.

«Certo certo», rispose quest'ultimo, «anzi… effettivamente vorrei comprendere, dico per organizzarci al meglio.»

Mentre il Direttore Alfio Cialini rispondeva, i due inservienti, sicuri di non essere a vista, si diedero una leggera gomitata, sogghignando; anche loro, come tutti i dipendenti dell'hotel, avevano sentito girare voci su un soggiorno particolare del signor Augusto Orsini e tutti ne erano incuriositi e ne avrebbero voluto sapere dettagli, motivazioni e dinamiche.

Anche alla reception, le signorine addette guardavano con curiosità questo ormai mitico signor Augusto Orsini; su di lui, da mesi, giravano leggende e ipotesi su questa permanenza autunnale in hotel.

I pettegolezzi nascevano, partivano, si diramavano, si radicavano e si modificavano, tant'è che ognuno sapeva una versione diversa sulle motivazioni del soggiorno del signor Augusto Orsini.

«Non è un brutto uomo», sussurrò all'orecchio della collega un'estetista massaggiatrice di passaggio dalla hall verso la Spa, «peccato per la pancia così pronunciata e il doppio mento così grosso. Però io due massaggi glieli farei volentieri, pancia e doppio mento inflacciditi scompaiono se solo pensi a quanto sia agiato.»

«Rende la conceria», chiosò l'altra, «so che possiede anche un agriturismo a Montaione, tre ville, di cui una a Forte dei Marmi, due barche, quattro Ferrari Testarossa e chissà quale altro ben di Dio. Mia sorella, che è al servizio dal suo commercialista, mi ha detto che ha anche una villa a Porto Cervo e un'altra in montagna all'Abetone.»

«Dio Santo, lo scapolo d'oro!», esclamò ancora l'estetista massaggiatrice, deglutendo saliva e buttando l'ultima occhiata al signor Orsini, al Direttore Cialini e alla segretaria Eleonora che si erano diretti e seduti al bar per sorseggiare un coloratissimo cocktail di benvenuto.

«Quando vuole», continuava il Direttore, «ci accomodiamo nella mia stanza. C'è un salottino, stiamo in disparte e do ordine che nessuno ci disturbi, mi può dire ciò che ritiene opportuno nella massima privacy e riservatezza.»

Così fu. A tu per tu, il signor Orsini prese a chiarire tutto con il Direttore Cialini: «Sono sempre stato ospite della struttura diretta egregiamente da Lei, ci conosciamo ormai da decenni; ho trascorso momenti di spensieratezza, mi sono sentito coccolato ad ogni soggiorno, siete la mia casa e avete la mia fiducia. Parlerò con franchezza e brevemente. Io ho corso tanto nella vita, ho corso, ho corso e ho la sensazione di non essere arrivato da nessuna parte. Ho settant'anni. Ho viaggiato in tutti i continenti. Credo di aver vissuto le esperienze più belle che la vita terrena possa offrire. Penso a quando ho visto l'aurora boreale e mi sono commosso per la meraviglia del Creato. Intendiamoci, ho lavorato moltissimo, viaggiando anche per lavoro e ho accumulato una fortuna. Ho a disposizione tutto quanto di materiale l'esistenza possa offrire. Però io, Augusto Orsini, sono una monade, sono solo, assolutamente solo, disperatamente solo. Per scelta? Non lo so. Per destino? Non lo so. Tante donne ho conosciuto, ma non mi sono mai legato a nessuna.»

Il Direttore Cialini annuì: «È sempre stato accompagnato da donne bellissime, giovani, interessanti, era invidiato da tutti qui in hotel, glielo assicuro.»

«Certo, certo» sorrise con orgoglio e compiaciuto come un pavone Augusto Orsini, tant'è che il Direttore continuò: «Mi ricordo in particolare di una sua donna, e glielo rammento con un pizzico d'invidia, perché la trovavo una ragazza incantevole e la identificavo con la donna dei miei sogni. Mi riferisco a Flora. Era intelligente, avvenente, una bambolina bruna, una perfezione di forme, una dea greca.» E si illuminò negli occhi.

«Non lo so, caro Direttore, non lo so perché non sono legato a lei e perché non l'ho portata nella mia vita; so che la lasciai bruscamente e senza un motivo preciso, come ho sempre fatto con tutte le donne che mi hanno affiancato nel corso degli anni. Ecco, Dio buono, vengo al punto. Ho da tempo una strana ed inquietante sensazione: è come se percepissi che la mia vita scorre, fugge e io non mi sento più padrone di essa. Come dicevo, sono un uomo di settant'anni che non ha mai conosciuto il calore di un nucleo familiare e oggi non ci voglio rinunciare. Io non voglio morire solo, senza un affetto al mio fianco. Qualche volta mi sento disperatamente abbandonato, di solito mi accade quando, la sera, rientro in casa. Io non ho avuto un figlio e adesso avverto l'amarezza di questa scelta.»

Il Direttore Alfio Cialini, spogliandosi dei suoi abiti formali, si spinse in alcune riflessioni molto personali e in confidenze: «Credevo che il puzzle della sua vita costituisse un incastro perfetto e che il suo coraggio l'avesse spinto oltre, sempre oltre, fino alla realizzazione della vita idilliaca ambita da tutti, tra viaggi, donne, piaceri materiali, situazioni uniche e potere. Io ho famiglia, ho una moglie da venticinque anni e tre figlioli, il nucleo fondamentale della mia vita sono stati, sono e saranno per sempre loro, fino alla fine dei miei giorni. I figli mi hanno dato tante soddisfazioni e al tempo stesso tanti pensieri. In funzione loro ho rinunciato a molto. Nel modesto ambito della vita, un figlio ti espande la mente, e lo fa nella misura stessa della responsabilità che ne sopraggiunge. Avere figli significa limitarsi nella propria libertà, accantonare i propri desideri e passare in secondo piano rispetto alle creature che si è messo al mondo… non le nascondo che in questi anni ho vissuto dei periodi veramente impegnativi. Non ho rimpianti, non mi fraintenda, ma sicuramente ho spesso immaginato una vita alternativa, una vita libera dalle responsabilità che conseguono da una famiglia e in particolare da un nucleo familiare numeroso come il mio. Tutte le scelte comportano rinunce, sono scelte, si prende una direzione piuttosto che un'altra, si percorrono strade biforcate a dei bivi. La mia esistenza fino ad oggi è banalmente volata tra casa e lavoro, lavoro e casa: non ho viaggiato, ho limitato le mie passioni, tempo non ve n'era. Io l'aurora boreale non la vedrò mai, probabilmente», sospirò aggrottando la fronte ed evidenziando i solchi sul suo volto. «Tanti posti non li visiterò, le mie aurore boreali e le mie stelle sono i miei figli e mia moglie, loro sono uno spettacolo, un miracolo. Il miracolo della vita, le mie radici, il mio futuro ultraterreno, la mia stirpe, il mio senso dell'esistenza.»

Il signor Orsini, con gli occhi bassi, riprese le fila del suo discorso: «Io non sto vivendo bene, non sono più soddisfatto. Ho deciso per un cambiamento radicale, per una svolta e questa svolta si realizzerà nel suo hotel. Come già sa, questa volta il mio soggiorno in questa struttura meravigliosa non consisterà in una semplice vacanza.»

Il Direttore Cialini sgranò gli occhi e acuì l'attenzione.

Augusto continuò con tono deciso: «Ho ben settant'anni, sono nell'autunno dell'esistenza ed è un autunno inquieto. Ho flirtato con il destino, ho flirtato con il mondo e con le donne, naturalmente, con le più belle ed affascinanti ma non ho radici, non ho l'amore, quell'amore così ben descritto proprio or ora da lei, non ho un nido. Voglio un affetto vero, degli affetti veri come i suoi. Voglio gettare le basi per delle radici e le voglio immediatamente. Tutto deve cambiare per me, io mi rifiuto di morire solo, io da solo non muoio. Desidero una vita vera, voglio dare amore e ricevere amore, voglio un destino in due da percorrere all'unisono. Voglio l'amore a tutti i costi.»

«Che tipo di donna cerca?», chiese il Direttore, «chi si vede al suo fianco?»

«Non lo so Direttore, non lo so. Il mio mondo è stato un mondo a parte.»

«Dica, dica pure come questo hotel, io stesso e tutto il personale, possiamo aiutarla in questa ricerca. Come? Sono circolate molte voci al riguardo, non glielo nascondo, tante chiacchiere hanno preceduto il suo arrivo. Evidentemente sono trapelate voci e giunte fin qui. Lei stesso, tre mesi fa, ha effettuato delle prenotazioni anomale per questo autunno. Oltre alla Gran Suite Sorgente e alla camera solita per la sua segretaria e collaboratrice Eleonora Bindi, ha prenotato altre due suite, la Junior e la Garden. Ma per chi? Chi deve arrivare?»

«Caro Direttore, le voci sono trapelate e giunte fino

al suo hotel perché il mio progetto è pubblico ed ha avuto inizio già sei mesi fa. L'ingranaggio è stato avviato.»

«Orbene», incalzò il Direttore con voce professionale, «mi dica di cosa si tratta di preciso, dica pure.»

«È più semplice di quello che crede: io soggiornerò insieme a Eleonora in questo hotel per tutto il tempo necessario. Arriveranno delle donne in alternanza, mai insieme. All'arrivo di una, partirà un'altra.»

«Ne arriveranno molte?»

«Certo. Queste donne altro non sono che le mie pretendenti.»

«Da dove arrivano?»

«Arrivano da conoscenze e selezioni sui social.»

«Social, ma quale modernità! Sempre al passo con i tempi signor Orsini!»

«Certo», sorrise compiaciuto l'altro, «è Eleonora che ha fatto da supporter e ha concertato tutto. Sono mesi che ci lavora. Verranno donne che non ho mai visto neanche in foto, perfette sconosciute di cui non so né età, né provenienza, né passato, né stato sociale.»

«Il tutto, come si svolgerà?»

«Come le ho già detto, è più semplice di quanto si possa credere.»

«Ovvero?», incalzò di nuovo il Direttore grattandosi la testa, tra il curioso e lo sconcertato.

«Le pretendenti alloggeranno in alternanza nella Junior Suite o nella Garden Suite. Quando la Junior Suite sarà occupata, sarà libera la Garden Suite e viceversa. Ciascuna ospite resterà esattamente per un giorno intero, ventiquattro ore, millequattrocentoquarata minuti, ottantaseimilaquattrocento secondi. Un tempo sufficiente per me per conoscerle, per capire chi sarà la prescelta, la donna con cui condividerò un pezzo di vita insieme, fino alla fine dei miei giorni.»

«Dio Santo, ma quante donne arriveranno? Fino a che mese si andrà avanti in struttura? Lo chiedo per motivi organizzativi.»

«Chieda ad Eleonora per i dettagli, non è questo che intendo organizzare personalmente con lei. Piuttosto, gradirei richiederle che le mie pretendenti fossero trattate come delle principesse. Ciascun desiderio, ciascuna necessità deve essere soddisfatta. Ognuna avrà un bel ricordo di me, della permanenza. Hanno accettato di assecondare questa mia esigenza di sottoporsi a questo turnover, meritano il massimo rispetto, la massima considerazione.»

«Ecco, appunto chiedevo, mi faccia capire bene.

Sanno di questo meccanismo?»

«Eleonora le ha ragguagliate, e sanno perfettamente.»

«Mi scuso per la franchezza, ma… ecco… siamo nel 2023 e delle donne occidentali, dopo tutto il percorso di emancipazione sociale, accettano di essere selezionate e scelte o meno in ventiquattro ore come i prosciutti al mercato?»

«C'è la reciprocità. Questo lasso di tempo di un giorno serve anche a loro per conoscere me, per guardarmi fisicamente e interiormente. Anche ciascuna di loro potrebbe scartare me, è un rischio anche per la mia persona. Non ci ha pensato? Un fatto è certo: uscirò da questo hotel, ma non solo come ci sono entrato, bensì in coppia, per cominciare il nuovo capitolo della mia vita. Io da solo non voglio morire. Una volta scelta, sarò sempre in compagnia. La sera andremo a cena insieme, andremo in vacanza. Lei si dedicherà a me ed io a lei.»

A quest'ultima frase il Direttore Alfio Cialini si commosse. Capì che la vita di quest'uomo, che aveva considerato essere perfetta per anni, era carente e a tratti vile quanto quella di chi non aveva e non avrebbe mai avuto a disposizione i suoi soldi, i suoi mezzi, le sue possibilità e le sue alternative.

Forse era un vecchio eccentrico, forse un uomo

estremamente pratico e concreto o forse era creativo e folle, era comunque un uomo abituato a prendere decisioni e a fare sempre ciò che voleva. Lui con la vita flirtava.

Augusto Orsini concluse con tono solenne: «Questa è la mia decisione. Alziamo il sipario, cominciamo lo spettacolo e continuiamo la vita.»

Capitolo 2

Ricordi

L'alba stentata di un nuovo giorno d'autunno fece capolino. Il rombo di un taxi in arrivo davanti all'hotel interruppe un silenzio serafico e malinconico.

Un inserviente, trafelato, uscì di corsa dalla porta a vetro e aprì la portiera: venne fuori dalla vettura una signora non più tanto giovane.

«Bonjour, je suis Monique Tinette, sono ospite del signor Augusto Orsini.»

«Bonjour madame, era attesa, prego.»

La donna aveva all'incirca sessantacinque anni, al primo sguardo si notava un viso rubicondo allisciato e gonfiato da qualche filler a buon mercato; le palpebre cadenti sotto occhiali massicci dalla montatura nera per conferirsi un finto tocco da intellettuale, un fisico grassottello sotto dei pantaloni blu di taglio maschile e maglietta bianca strinta, capelli biondastri a caschetto, un rossetto sbiadito su labbra assottigliate. Dagli occhi traspariva furbizia e sicurezza in sé.

Alla hall le due giovani receptioniste si sgomitarono: «È arrivata la pretendente, è la prima pretendente.»

«Voilà, arriva da Brioude. Tutto questo teatro, tutta questa mobilitazione, per ricevere donne dozzinali e anonime come questa francese?»

«Idee bislacche di un vecchio viziato e capriccioso che ha tempo da riempire.»

«Ma non vi sono criteri di selezione delle pretendenti?»

«Evidentemente no.»

Entrambe le receptioniste scoppiarono in una risatina acida, come se la non giovinezza e la non avvenenza fossero una scelta, o ancor peggio una colpa.

«Peccato che la lista delle pretendenti sia ormai chiusa, lo ha detto la segretaria Eleonora Bindi al cuoco del ristorante stellato dell'hotel che voleva mettere in elenco la sorella zitella.»

«Questa pretendente è arrivata e questa pretendente il vecchio si becca.»

Le due ragazze conclusero il discorso nelle rinnovate risatine.

Ad accogliere la pretendente si presentò Eleonora

Bindi, la segretaria: «Tra un'ora il signor Augusto fa colazione sulla veranda, nella parte delle vetrate chiuse, lo raggiunga pure alle sette e trenta in punto.»

E così fu.

La stagionata Monique Tinette, che si era data una sciacquata e una rassettata alla buona nella sua Garden Suite, seppure stanca del viaggio, obbedì e si avviò, alle sette e trenta in punto, verso la veranda con la vetrata chiusa per l'incontro. Si era spruzzata un profumo di classe acquistato al primo piano dei magazzini Lafayette a Parigi. Anche se dall'acquisto erano trascorsi anni e l'essenza aveva perso il suo odore originale, il profumo era ancora accettabile. Di certo non si sarebbe potuta permettere di acquistare di nuovo una bottiglia di profumo così costosa, per questo l'aveva tenuta per le grandi occasioni. Questa era l'occasione più grande della sua vita o per lo meno, la viveva così.

La sua Garden Suite le era apparsa, in assoluto, la stanza di hotel più bella e più fine. Mai fino a quel momento aveva alloggiato in una camera così costosa o in un hotel così lussuoso.

Adesso prendeva l'ascensore per scendere nella veranda con le vetrate chiuse. Quanto era chic quella struttura, roba di gran lusso! Specchi luminosi, quadri d'autore nei corridoi, fiori freschi e un odore di pulito.

«Très jolie, merveilleuse!», andava ripetendo.

Tutte le cameriere in servizio la guardavano passare. «È la pretendente, è la pretendente» si sussurravano tra di loro. Augusto, già seduto ad un tavolino in mise appariscente, l'attendeva. Da lontano adocchiò la sua sagoma e man mano che Monique si avvicinava, focalizzava di più la figura. Ne rimase abbastanza deluso già a guardarla in grande lontananza. Ad ogni passo di lei, in direzione del ristorante, si delineava di più il contorno di un corpo non più giovane e abbastanza appesantito. La vista di Augusto era nitida da quando si era sistemato gli occhi con un'operazione laser per la cataratta.

Ed eccola, a quattro metri dal tavolo: «Si accomodi, buongiorno, ben arrivata, ha fatto un buon viaggio?» Chiese cordialmente Augusto.

«Merçi.»

«Francese? Ma sa che io vado spesso in Francia per lavoro? Sono un conciatore, mi sono sovente recato a Parigi ad una fiera del settore.» E continuò subissandola di parole perché amava parlare di sé, adorava raccontare la sua vita, lasciarne traccia ovunque e a chiunque: «In Francia si svolge una fiera molto importante legata al settore conciario, l'ambito del mio lavoro. Attualmente la mia è un'azienda leader nel settore, ereditata di generazione in generazione, e io l'ho resa grande, enorme; lavoro con le più grandi firme della moda italiana ed internazionale. Sono decenni che mi reco in Francia per lavoro. Tu invece da che parte della Francia vieni?»

Monique annuiva, mentre lo guardava e rispondeva con il battito del cuore accelerato: «Sono di Brioude.»

Lo guardava con gli occhi sgranati da sotto le lenti, se lo ammirava con attenzione in ogni parte: dalla fronte bassa e stempiata agli occhi piccoli e profondi. Notava il suo fascino tinto di nonchalance, le mani torte, le spalle grandi, i capelli ingrigiti, la schiena ingobbita. Se lo guardava come a ritrovare sprazzi di tempo ormai lontano. Ricostruì con la sua mente la barba nera su quel volto e colorò con l'immaginazione quei capelli canuti.

Le parole di Augusto sarebbero proseguite per ore, ma furono interrotte da una cameriera per prendere l'ordine della colazione.

«Un croque monsieur, se possibile» ordinò lei.

«Lo prendo anch'io, grazie», si inserì Augusto, «lo conosco benissimo. Prendiamo anche un buon caffè, il caffè italiano è speciale. Ma dimmi di te, raccontami di te.»

«Io ho digitato il tuo nome su internet, e che sorpresa, che coincidenza sapere che Augusto Orsini cercava una compagna per la vita, proprio in quel momento quando io l'ho cercato. Mi sono inserita nel meccanismo di selezione sui social gestito dalla tua segretaria Eleonora ed eccomi, eccomi qua.»

«Il mio nome, digitato sulla tastiera e ricercato su internet? Come mai?»

Monique, con voce commossa, esclamò: «Augusto, non mi riconosci!? Davvero non mi riconosci?»

«Dio Santo! Monique Tinette! La ragazza di quarant'anni fa con cui ho avuto una storia clandestina, la mia amante, l'estetista di Brioude.»

Entrambi ripercorsero con la testa itinerari lontani e i più remoti ricordi riemersero all'unisono nelle loro menti. Quel bistrot dove entrò una comitiva di toscani goliardici e chiassosi, tutti proprietari di aziende conciarie, che cenavano dopo la partecipazione alla fiera di Parigi. Il loro incontro quarant'anni prima, il loro rapporto carnale e sensuale, i loro corpi sudati e avvinghiati tutta la notte fino all'alba. Le circostanze di lei a quei tempi, sposata con una bimba piccola, e di lui, fidanzato con Irma Della Rocca, una ragazza del sud Italia, determinarono un rapporto da amanti in totale clandestinità.

I loro successivi incontri negli hotel della Provenza, il loro rapporto basato sul sesso e mai abbastanza importante per lui da modificare le sue dinamiche di vita per lei. Le rare telefonate furtive che Monique attendeva. In fondo la donna non aveva contato, Augusto era stato chiaro: era impegnato con Irma Della Rocca e Monique Tinette era in secondo piano. Le aveva detto chiaramente: «Se devo creare casino con Irma, non ci vediamo; ci incontriamo solo quando possiamo, Irma non deve sapere niente, devo salvaguardare il rapporto con lei.»

Monique Tinette lo attendeva, le ore trascorse con lui erano meravigliose, così come le cene nei ristoranti più belli e i suoi cadeaux.

Per Augusto la frequentazione con Monique Tinette servì a riscoprire il rapporto con Irma Della Rocca, a dargli nuova linfa, nuova energia; avere avuto a che fare con Monique aveva fatto apprezzare molto di più Irma e cosa lei rappresentasse.

Avevano, ad ogni modo, bellissimi ricordi di momenti trascorsi in posti della Francia e di un loro viaggio in Gran Bretagna, ai tempi d'oro dell'Inghilterra, in cui la nazione era la meta dei giovani, delle tendenze emergenti, delle nuove generazioni che rompevano gli schemi con il passato e si approcciavano alla vita con una nuova visione e in una ricerca di un rinnovato significato dell'esistenza.

Tutto questo lo avevano attraversato insieme, con occhi simili, con la spensieratezza della giovinezza, dell'incoscienza e del coraggio, con la libertà di quegli anni. Ciò li aveva uniti ed era un collante che resisteva al tempo e agli anni.

La reciproca nostalgia si faceva palpabile all'incrocio dei loro occhi e si tingeva di un velato rimpianto.

Monique, guardandolo dritto negli occhi, confessò: «Già cinque anni fa avrei voluto digitare il tuo nome sulla tastiera, ma non ne ho avuto il coraggio. Ti immaginavo sposato o legato ancora con la tua Irma, felice, con un figlio o anche due. Sapere che sei solo è stata una sorpresa inaspettata che mi ha suscitato una fortissima emozione. Ed eccomi.»

«Tinette, Tinette, Monique Tinette» sussurrò Augusto «è un'emozione anche per me. E come stanno tua figlia e tuo marito?»

«Mio marito mi lasciò anni fa, non ci amavamo più da tanto. Mia figlia Charlotte mi ha reso nonna due volte.»

«Splendido, sono felice per te», le strinse la mano appoggiata sul tavolo.

«Monique, Monique Tinette» ripeté di nuovo. Non ci

fu bisogno di rievocare a voce episodi ed emozioni del passato: gli incroci dei loro sguardi furono più esplicativi di qualunque parola e le reminiscenze più sopite riaffiorarono nelle loro menti e nei loro cuori.

Le ore della giornata trascorsero veloci e senza nessun imbarazzo, come tra un incontro di due vecchi amici. Ma la sera si amarono. Si amarono come quarant'anni prima. I loro corpi avviluppati alla ricerca del piacere, della giovinezza trascorsa, come per fermare e riportare indietro il tempo. In attimi di intimità profonda, toccandosi peccaminosamente e travolti in quell'amore carnale per ore, fino ad addormentarsi, l'uno nelle braccia dell'altro.

All'alba del nuovo mattino la francese fu svegliata da Eleonora che bussava con poca delicatezza alla sua porta. Aprì gli occhi e si accorse che Augusto non era più al suo fianco nel letto. Non c'era più. Le impronte della sua testa e del suo corpo erano lì, tra le lenzuola e la coperta arruffata.

Si alzò, indossò la vestaglia e aprì la porta impattandosi con la grossa figura della segretaria: «Buongiorno Monique, il taxi per la sua partenza sta arrivando, è ora.»

«Augusto, dov'è Augusto Orsini?» Chiese la francese perplessa.

«Il signor Orsini è a colazione, in attesa della seconda pretendente. Ricorda? Come lei sa bene, a ciascuna è concesso il lasso orario di ventiquattr'ore.»

«Devo salutare Augusto, non posso partire così.»

«Ma non se ne parla proprio, è in arrivo la seconda pretendente, non può invadere la sua fascia oraria. La seconda pretendente sta per occupare la Junior Suite. Prepari la valigia e liberi la sua Garden Suite. Dopo la partenza dell'ultima pretendente, il signor Orsini comunicherà la sua scelta alla prescelta, non prima. È attesa giù, arrivederla madame Tinette.»

Monique fu colta da un senso di frustrazione, di rabbia e di smarrimento. Aveva ancora l'odore di Augusto addosso. Pensò: «La prescelta? Dopo una notte così, Augusto continua questo teatro delle pretendenti? Sono io la prescelta!» Lo avrebbe voluto gridare.

«Ci siamo amati, lo amo, l'ho sempre amato; come ha potuto lasciare questo letto senza neanche una parola? Questa notte non è contata? È un mostro, lo è sempre stato, ecco cosa è. Da ragazza sono stata la sua seconda scelta, la donna nell'ombra. Io ero sposata, ma pronta a lasciare la mia vita e a seguire lui. Lo sapeva. Non ho mai chiesto niente, non ho mai avuto pretese, sono rimasta nell'ombra e dietro a quella Irma Della

Rocca. Talmente in ombra che Irma non ha mai sospettato della mia esistenza. Irma contava, era amica degli amici più stretti di Augusto, la rispettavano perché lui la rispettava, la consideravano perché lui la considerava; al contrario io ero costretta a stare nascosta; io avrei voluto contare, io voglio contare! Io voglio essere portata nella sua vita. In passato gli ho regalato anni dei miei pensieri, l'anima e il corpo, il tempo di una ragazza giovane. Un passatempo, ecco cosa sono stata in passato, un passatempo come stanotte. Come sapeva incantarmi con i suoi complimenti! Mi ha manipolata!»

In preda ad un tremore improvviso continuò: «Mi chiamerà, sono sicura, stasera stessa. Figuriamoci, dopo una notte così, ci siamo amati, stretti in un abbraccio, non ho sognato. Mi ha amata davvero. Io l'ho reso felice.»

La rabbia aveva fatto posto ad una rinnovata speranza e la speranza si era travestita da certezza. Una difesa della mente per trovare la forza di abbandonare l'hotel.

Nel corridoio incrociò la nuova pretendente: una donna giovane, con i capelli rossi e gli occhi verdi, bella come il sole e con l'incarnato bianco come la luna. Monique esplose in un pianto incontenibile e senza pudore.

Il dolore le stringeva il petto e la soffocava.

La vide in lacrime il Direttore Cialini all'entrata dell'hotel: «Ecco la prima vittima», sentenziò, «Dio buono, ed è appena cominciata.»

Seguì con lo sguardo la francese salire sul taxi tra i singhiozzi e partire. Quando vide il taxi allontanarsi, tirò un sospiro di sollievo.

Capitolo 3

La giovane

«Questa pretendente sembra la figliola dell'altra» si sgomitarono sogghignando acidamente le cameriere alla visione del passaggio della seconda pretendente.

«Giovane e bella, diversa da Monique così stagionata.»

Sfilava per il corridoio con i suoi tacchi a spillo, si dirigeva dritta alla colazione, attesa dal signor Augusto Orsini. Gambe lunghe, spalle dritte, per la sua avvenenza non era certo una donna che passava inosservata. Giovane e di estrema classe, di quella ricercatezza in parte innata e in parte costruita attraverso un'estrema cura di sé.

Si sedette di fronte al signor Augusto che nel frattempo era in piedi per riceverla.

Lui se la guardava soddisfatto e contento di averla lì,

una creatura magnifica.

«Adelaine Giugni è il mio nome, onorata di fare la sua conoscenza.»

«È di origine francese? Ci conosciamo?» Chiese Augusto.

«Niente affatto, sono italiana e Adelaine è anche il nome di mia nonna. Non ho mai avuto il piacere di conoscerla in precedenza.» Sorrise divertita mostrando i suoi denti bianchissimi.

Anche lei osservò con attenzione lui e non ebbe reazioni particolari, non era diverso da una foto, trovata su internet, scattata alla sede dell'Associazione Industriali di Pisa.

Era lui, né più vecchio, né più giovane, né più bello, né più brutto, era semplicemente chi aveva scelto di conoscere.

«Le parlo di me», esordì Adelaine Giugni.

«Sono molto felice di ascoltarla, lei è una donna di una bellezza particolare, è oltremodo stupenda; lei è una piacevole sorpresa per me.» Augusto non poteva immaginare che aveva dato l'input alla sua pretendente ad essere subissato di discorsi, racconti, parole.

Adelaine cominciò a parlare a ruota libera: «È un sogno per me essere in questa struttura qui in Toscana dove ho già soggiornato tre giorni dopo la mia laurea;

prima di venire qui la prima volta, non immaginavo la bellezza e l'incanto che si apre alla vista e ai sensi quando ci si ritrova in un posto così particolare. Una fonte magica di acque sgorganti dalle viscere più profonde della Terra. Un tepore ti avvolge e ti risana corpo e anima. Un odore caratteristico, come di un ciclo vitale, intenso e avvolgente. Immersa nella piscina centrale, mi sono sentita rapita e inebriata, coccolata e rigenerata. Acque specchiate dal sole, sfumate di tanti blu. È in questo contesto sognante che vorrei conoscerla, immersi in acqua, non qui.»

Detto, fatto, Augusto ed Adelaine si ritrovarono, poco dopo, in costume all'interno del parco piscina, immersi in acqua fino alle spalle e accomodati su una seduta in pietra.

Adelaine Giugni riprese il suo incessante soliloquio: «Sai come ho conosciuto, proprio qui alle terme, il mio ex fidanzato che si chiama Jean? Ero appena arrivata alla reception e, in attesa della registrazione dei miei dati per avere la camera, mi ero seduta su una poltrona, quella alla hall, a mangiare un cioccolatino. Mi ha guardata un ragazzo in accappatoio bianco, la mise degli ospiti delle terme, che passava in quel momento e si dirigeva al centro estetico. Altezza media, occhi scuri, fisico scolpito, collo marmoreo. Sono rimasta incantata e mi sono sentita inadeguata; ho avuto una spinta improvvisa a iscrivermi in una palestra per migliorare il mio corpo. Sono così insicura di me, del mio aspetto, con il mio metro e settantasei non mi vedo sufficientemente alta, non abbastanza tonica né nel viso, né nel fisico. Mi vedo crespi i capelli. Non mi sentivo alla sua altezza; però Jean mi aveva notata, mi aveva parlato, si era interessato subito a me, appena il suo sguardo aveva incrociato la mia persona. Senti che presentazione, mi disse: – sono Jean, anche io sono solo in questa vacanza, conosco bene le terme, sono anni che le frequento. Seguimi, prima che ti sistemi in camera ti faccio fare un tour in struttura –. Io annuii e acconsentii a tutto semplicemente. Mentre mi parlava, la mia bocca rimase aperta. Mi illustrò il centro benessere per i massaggi, mi versò una tisana dagli erogatori delle bevande a calorie zero per i clienti, mi portò al bar e poi in questa splendida piscina termale dove siamo noi ora. Il mio incontro fu tutto rivolto ad osservare la sua gestualità, le sue mani forti che si muovevano, la bocca che si contraeva ad ogni articolazione di parola, la falcata decisa, la voce calda. Ne rimasi incantata, assolutamente colpita dritto al cuore. Così gli riassunsi la prima parte della mia vita, la stessa che adesso io riassumo a te. Sono nata in un piccolo paesino in Abruzzo, dove la mia famiglia vive ancora. Per arrivare a scuola dovevo cambiare tanti autobus ed ero costretta a svegliarmi alle cinque e un quarto ogni santa mattina. Sono scappata dal paesello per frequentare l'Università a Chieti, sono fuggita da quel nido familiare che mi stava un po' stretto, ma dove torno spesso quando avverto nostalgia. Vi si respira un'aria serena e semplice, lì contano ancora valori come ospitalità e amicizia tra vicini. Gli anni di frequenza all'Università sono stati il periodo più felice della mia vita. Frequentavo con successo le lezioni, sostenevo gli esami e conoscevo tanta gente, ero un anello nell'ingranaggio delle feste universitarie. Convivevo con una studentessa greca di medicina. Gli anni sono volati tra feste e viaggi. I miei genitori mi hanno mantenuta fino a quando, dopo la laurea e due master, non ho cominciato a lavorare. Sono stati degli angeli; del resto per loro avere una figlia laureata è stato il sogno più grande che si realizzava. Il giorno della mia laurea la mia mamma e il mio papà hanno pianto di gioia, erano commossi e emozionati, erano due persone piccoline piccoline, vestite con abiti modesti ed eleganti al tempo stesso per l'occasione. Mia madre aveva delle scarpe con un fiocchetto sulla punta, il massimo della trasgressione e dell'eleganza per una persona umile e semplice. Mio padre indossava una cravatta per la terza volta nella sua vita, la stessa sfoggiata al matrimonio dei miei due fratelli maggiori.»

Raccontato tutto questo, anche con dovizia di particolari e soprattutto con piacere di condividere le sue vicende, Adelaine Giugni fu raggiunta dalla cameriera che le porgeva un cocktail di benvenuto. Non si lasciò distrarre dall'interruzione e riprese il racconto di quando Jean, il suo ex fidanzato, la accompagnò all'ascensore, la fissò negli occhi, sbirciando fin al più sottile spiraglio delle porte in chiusura. Poi la ragazza si soffermò a descrivere il suo cuore che batteva al solo pensiero di quanto Jean si fosse interessato a lei.

Augusto Orsini non riusciva a prendere la parola, non aveva modo di inserirsi nel discorso, né di dire la sua su niente. Si irritò; non gli era mai capitato. All'Associazione Conciatori gestiva assemblee di trenta persone, adesso non riusciva ad avere spazio e diritto di parola. Proprio lui, abituato a parlare in pubblico a braccio davanti a platee di oltre cento persone. Lui, chiamato a partecipare ad interviste inerenti il lavoro e a dire la sua in trasmissioni televisive locali e nazionali.

Molto forzatamente riuscì ad inserirsi nella

conversazione: «Io non ho frequentato l'Università, non ho la laurea e non ho terminato neanche il percorso di studi per conseguire il diploma di scuola superiore. Diciamo che non mi sono preso 'lo scomodo' di studiare, non ne ho avuto bisogno, non do tutta questa importanza al titolo di dottore, del resto la cultura si acquisisce anche attraverso i viaggi e il vivere stesso. Ho vissuto molto, quante ne avrò fatte, ne ho fatte di bigie e di turchine! Ho lasciato la scuola e quel mio stupido insegnante d'italiano che credeva di sapere tutto e ce l'aveva con me, e ho preferito trasferirmi per dieci mesi in Inghilterra per imparare la lingua inglese e frequentare un corso. Attualmente parlo correttamente anche il francese e lo spagnolo. A Londra mi sono divertito molto, proprio come hai fatto tu nelle tue feste universitarie a cui hai partecipato.»

«Per me che provengo da una famiglia umile», riprese parola Adelaine Giugni, «l'istruzione ha un valore inestimabile, la mia emancipazione e la mia realizzazione sono passati attraverso la cultura. Ti immagini cosa sarei io senza istruzione? Grazie al conseguimento della mia laurea, ho ottenuto un lavoro gratificante e ben retribuito in banca; ho acquisito capacità critiche, conoscenze e competenze per il mio sviluppo personale, affronto con successo le sfide che la vita mi presenta. Considera anche che le persone istruite tendono ad avere uno stile di vita più sano. Naturalmente è retorico affermare che l'istruzione è fondamentale per il progresso della società e...» Di nuovo la verbosità di Adelaine fu interrotta: una sprovveduta receptionista annunciò di persona al signor Augusto Orsini che lo cercavano e lo invitò a recarsi alla hall per ricevere una telefonata da parte di Monique Tinette. Quest'ultima, contravvenendo alle regole imposte alle pretendenti, cercava di mettersi in contatto con Augusto. La pronta Eleonora Bindi corse a ragguagliare la receptionista e a spiegare seccata che il signor Orsini non avrebbe dovuto ricevere nessuna telefonata da parte delle pretendenti.

Augusto non proferì parola e lasciò sbrogliare la faccenda ad Eleonora, dato che non aveva nessuna intenzione di ricevere quella telefonata, in quel momento, da quella specifica persona.

La receptionista fu richiamata dal Direttore che le ricordava di attenersi al Regolamento nella gestione delle situazioni inerenti il signor Augusto Orsini e le sue pretendenti.

Adelaine Giugni continuò a spiegare e a narrare e a riflettere ad alta voce, a saltare confusamente da un argomento all'altro, quasi senza nesso, ma ormai

Augusto non la seguiva quasi più, aveva preferito staccare un po' il cervello da quel banale subissamento di parole.

Agli occhi dell'uomo, la sua pretendente si era rivelata un mix alquanto bizzarro dal punto di vista caratteriale. Era come un cocktail *Virgin Mojito*: un miscuglio colorato dove il dolce dello zucchero è mischiato ad una punta di aspro del lime ed alla freschezza della menta. Il tutto shakerato e con l'aggiunta di un po' di ghiaccio triturato.

Un mix contrastante: una donna bellissima nell'aspetto ma verbosa e pesante nel carattere; affermata lavorativamente ma insicura; saccente ma dolce e a tratti fredda.

Trascorse le fantomatiche ventiquattr'ore, Augusto non sapeva ancora se, nel futuro, avrebbe bevuto con gusto quel cocktail oppure no.

Capitolo 4

Predizioni

«Sono Esperia De Stefanis, la pretendente del signor Augusto Orsini.»

Si era presentata alla hall dell'hotel, in piena notte, con due ore di anticipo. Aveva viaggiato con la sua automobile. Completamente diversa dalle altre due pretendenti; si percepiva, già di primo acchito, dal suo modo di muoversi, la sicurezza in sé.

Quella mattina fu la pretendente, seduta al tavolo della colazione, ad attendere l'arrivo di Augusto Orsini che, stranamente, non si decideva a lasciare la stanza della sua Gran Suite Sorgente.

Era fisso davanti ad uno specchio a figura intera e tratteggiava con gli occhi la sua sagoma. Lievemente ingobbito, il tempo lo aveva segnato tanto nel corpo quanto sul volto che, una volta, apparivano pieni di fascino.

Se in quel momento avesse potuto stringere un patto col diavolo e far invecchiare la sua immagine riflessa nello specchio al posto suo, lo avrebbe fatto, al pari di Dorian Gray nel quadro[1].

Rammentò il suo bel viso da ragazzo e lo associò ai suoi ricordi nella capitale londinese.

Era nella sua amata Londra che aveva conosciuto l'universo femminile e scoperto l'amore, quello libero, senza vincoli, senza impegno: le sue ragazze erano aperte al sesso e alle esperienze.

Adesso invece era un vecchio che aveva bisogno di vincoli e di sostegni.

Si scostò dallo specchio e dai ricordi, si vestì e raggiunse la nuova pretendente al tavolo della colazione.

«Piacere, molto lieta di conoscerti. Sono Esperia De Stefanis. Complimenti per la scelta di questo hotel, è una location magica, adoro questi colori, adoro questi odori e adoro te, Augusto, per questa tua iniziativa

---

[1] Dorian Gray è il protagonista del celebre romanzo di Oscar Wilde: *"Il ritratto di Dorian Gray"* in cui si narra la storia di un giovane affascinante il cui ritratto inizia a invecchiare e mostrare segni di deturpazione, mentre lui stesso rimane giovane e inalterato. Il romanzo offre una riflessione profonda sulla dualità tra l'aspetto esteriore e la corruzione interiore.
La fine del racconto dimostrerà che c'è un prezzo da pagare per vivere una vita di piacere e di corruzione.

delle pretendenti; la trovo emblematica della tua voglia di vivere, di ricominciare, che è anche la mia. Voglio ricominciare anche io.»

«Da cosa scappi?» chiese immediatamente l'uomo.

«Innanzitutto dalla noia e secondariamente dal passato.»

«Dalla noia?» sottolineò lui.

«Dalla monotonia di giorni uguali, dagli anni che trascorrono, dagli obiettivi mai raggiunti e dai rimpianti.» Esplicitò lei.

«Abbiamo molto in comune, cara Esperia. Spaventosamente molto.»

Felice della risposta di Augusto, la donna spiegò e argomentò: «Non sono più così giovane, sono alla soglia dei cinquant'anni e la vita fugge via. Ho un figlio di sedici anni e ringrazio tutti i giorni Dio; avrei voluto concepire un altro figlio per non lasciare solo il primo e ho desiderato disperatamente una bambina, ma la vita non mi ha concesso questo dono. Ho un ex marito e una ex vita. Con il trascorrere degli anni si acquisisce la consapevolezza della caducità della vita, l'esistenza scorre molto velocemente e io sono assetata di vita, ho un intenso desiderio di godere, di assaporare quanto di bello possa offrire questa realtà tangibile. Sono un'insegnante di filosofia nella scuola superiore, ho studiato molto e ora sono stufa di insegnare, della routine quotidiana, dei giorni sempre uguali a se stessi: voglio di più dall'esistenza. Ti spiego fino a che punto. Ultimamente ero a tal punto turbata ma speranzosa in un futuro diverso che ho deciso di affrontare un'esperienza mai fatta prima: mi sono recata da una sensitiva medium a Roma. Ne avevo sentito parlare, ho preso coraggio, ho telefonato, ho fissato un orario, un giorno e mi sono messa in viaggio. In un appartamento al terzo piano ho incontrato la sensitiva, una dolce signora molto anziana, piccolina e rassicurante. Mi sono accomodata davanti ad un tavolino tondo, con la sensitiva medium di fronte; ero agitata e preoccupata per il futuro che avrei scoperto, rischiavo che sapere mi avrebbe angosciata, non ero pronta a conoscere delle verità amare, ero molto infragilita e abbattuta. Un'angoscia mi ha inondata e mi ha provocato come una stretta forte allo stomaco. Se mi avesse detto che mi aspettava un futuro negativo, non avrei voluto saperlo, proprio no. La sensitiva ha percepito la mia insicurezza, la mia costernazione era palpabile e mi ha tranquillizzata parlandomi con naturalezza di evocazioni di persone defunte attraverso sedute medianiche, che si tenevano proprio in quella stanza, con la luce soffusa. Mi ha raccontato di persone che hanno tratto giovamento e serenità nell'entrare in collegamento con un loro caro defunto, come un figlio o la giovane moglie di un marito innamorato e inconsolabile nel suo dolore. Mi ha illustrato tutta una realtà consolatrice che ignoravo, ossia un disegno di vita di grande coerenza e naturalezza in cui i due mondi, quello tangibile e quello intangibile, costituiscono un unicum. Questo collegamento tra mondo dei disincarnati e il nostro mi ha trasmesso un senso di serenità e ho posto le mie domande. La sensitiva mi ha detto che avrei fatto un viaggio e incontrato l'uomo della mia vita. Felice, sprezzante di gioia, non mi occorreva sapere altro. Ed eccomi.»

Augusto, perplesso e senza peli sulla lingua le rispose: «Non credo nei poteri di sedicenti sensitive, penso che i medium esercitino una professione a scopo di lucro.»

«Oh no, Augusto! Ho chiesto alla signora quanto avessi dovuto pagare. Lei mi ha risposto che, assolutamente, non avrebbe potuto accettare un centesimo da nessuno, non solo da me. In caso contrario avrebbe perso tutta la sua sensitività che le permette di collegarsi con il mondo dei morti. Alla mia insistenza, perché mi sentivo, dal profondo del mio cuore, di ricompensare il tempo che la medium aveva dedicato a me, lei mi ha suggerito di fare un'offerta ad una persona bisognosa di aiuto economico o, in alternativa, di fare un'offerta in chiesa in onore della Madonna. Quell'incontro è stato impagabile, mi ha sollevato il cuore, vedo nuova luce.»

Augusto abbracciò Esperia De Stefanis come un fratello stringe a sé una sorella più piccola da proteggere.

Visto che era una magnifica giornata d'autunno inoltrato, pervasa da un'atmosfera romantica e sognante, decisero di passeggiare fuori dall'hotel.

Si aprì alla loro visione uno sfondo poetico.

Le foglie caduche creavano un tappeto scricchiolante sotto i piedi dei passanti; un delicato profumo di terra umida permeava l'aria. Altri due ospiti dell'hotel, perfettamente immersi nella magia del momento, pesticciavano lungo il viale mano nella mano, avvolti in morbide sciarpe di chashmere.

Perfettamente immersi nello scenario, Augusto ed Esperia si accarezzarono l'un l'altra il volto, poi lui le passò le sue dita torte tra i suoi morbidi capelli, le sollevò il capo dal mento ed appoggiò la sua bocca sulle sue labbra.

Per Augusto furono momenti romantici e delicati, ma velati da uno strano senso di nostalgia che non gli erano mai appartenuti.

Per Esperia furono momenti unici e indelebili. Gli sussurrò: «Se vuoi sono tua, tua per sempre, non sono più sola, me lo sento, me lo hai fatto percepire tu.»

Le parole della donna non ebbero risposta.

Capitolo 5

I giorni passarono, altre pretendenti si avvicendarono, sfilando una dopo l'altra in alternanza. Il rito del loro arrivo davanti all'hotel, solitamente in taxi, era diventato un'abitudine consolidata a cui assistevano, spiando dalle finestrelle dei corridoi, cameriere, concierge e receptioniste che si appollaiavano ogni mattina, all'alba, davanti ai vetri, scostando poco poco la tendina, attenti attenti a non farsi vedere dalla nuova arrivata. Ne commentavano le fattezze, ne criticavano i dettagli, qualcuno andava oltre la valutazione e ne attribuiva un voto come ad una sfilata di miss. Guardavano l'abbigliamento e azzardavano ipotesi sulla moralità, sulle intenzioni e sull'estrazione sociale.

La pretendente era tutti i giorni motivo di conversazione e soggetta a giudizio.

L'hotel era stranamente animato da un fervore di altri tempi, come una reggia animata dall'arrivo delle cortigiane e la corte era di volta in volta ubicata nel parco piscina, al ristorante, al buffet della colazione, al viale alberato che conduceva al campo da golf o al sentiero tra le campagne.

Il vero protagonista, l'indiscusso *deus ex machina* era lui, il signor Augusto Orsini, che muoveva le fila, tutto ruotava intorno al suo desiderio e al suo obiettivo: un'intera struttura asservita al suo meccanismo, donne trasformate in pretendenti di un sultano occidentale.

Con lo scorrere dei giorni le pretendenti cominciarono ad assomigliare, non era impossibile trovarne due somiglianti fisicamente o due simili nelle intenzioni o ancora nelle reazioni.

Con l'avanzare dei mesi le pretendenti iniziavano, agli occhi di Augusto, a trasformarsi in fotocopie sbiadite. A tratti, solo a tratti, apparivano uguali. Come le copie, si sarebbero potute accoppiare o raccogliere in fascicoli a seconda di un soggetto. Eppure tutte diverse, le une dalle altre, tanta diversa umanità sfilava davanti ad un unico uomo.

Ogni donna racchiudeva la complessità di mille sfaccettature e mille contraddizioni. Ciascuna aveva un passato vissuto, era mamma o era stata moglie, aveva desideri e debolezze, certezze e contraddizioni. Emergeva la complessità dell'animo umano femminile.

Passarono mesi e pretendenti.

Le voci di quanto stava accadendo nell'hotel filtrarono all'esterno con molta rapidità, tant'è che all'inizio del mese di dicembre arrivò ospite, preceduta da regolare prenotazione di una stanza, una strana ragazza. Inforcava degli occhiali molto spessi e parlava con la erre moscia e roteante: «Buongiorno, cerco il signor Augusto Orsini.»

La receptionista chiamò subito il Direttore, e quest'ultimo interrogò la ragazza: «Signora, perché chiede di un nostro ospite? Non credo che lei sia una parente, dica pure a me.»

«Sono una giornalista, parlerò schiettamente e sarò breve» si espresse lei in maniera diretta e brusca come solo i giovani riescono a fare. «Io voglio rendere lei e il suo hotel famosissimo. Dalle mie fonti so che una certa segretaria di nome Eleonora Bindi ha fatto firmare un patto di riservatezza a tutte le vostre cosiddette pretendenti, ma la storia è trapelata all'esterno e giunta fino a me. Io so tutto, so quello che sta accadendo qui, so con che modalità il signor Augusto Orsini, ergendosi a principe, sta cercando la sua principessa. So delle pretendenti che si alternano in hotel. So di una ricerca dell'amore a tutti i costi. Chiedo un'intervista esclusiva al signor Augusto Orsini e a lei, signor Alfio Cialini, in quanto è a capo di quest'hotel come Direttore.»

«Non confermo niente di quanto detto da lei, sono all'oscuro di tutto.» Rispose serissimo lui.

Lei insistette: «Immagino abbiate fatto firmare un impegno di riservatezza anche a ciascuno dei vostri dipendenti.»

«I miei dipendenti sono dei veri professionisti, hanno una professionalità consolidata dal servizio e, mi creda, all'interno della nostra struttura ciascun ospite è tutelato nella sua privacy. Non può far irruzione qui e chiedere di un ospite. Mi assumo la responsabilità piena di comunicarle che il signor Orsini non gradisce fare la sua conoscenza. Lei ha effettuato una prenotazione qui da noi per una notte.»

La receptionista, incrociando lo sguardo del Direttore, annuì e confermò.

«Bene», continuò il Direttore, «si goda il parco piscina, l'acqua termale e il soggiorno, le consiglio una passeggiata all'esterno per immergersi nelle meraviglie della Toscana. Da poco abbiamo un servizio navetta. Per il resto, non si permetta di continuare con le sue illazioni perché, in caso contrario, procederò ad una

celere denuncia per diffamazione. Qui nessuno
diventerà famoso come ipotizzato da lei.»

Capitolo 6

Il dubbio

Una successiva pretendente in arrivo fu una certa fascinosa donna di origini liguri di nome Maria Sole Rossetti.

Augusto uscì fuori ad attenderla insieme al Direttore e a due inservienti. Sorprendendo tutti, se la videro giungere a piedi. Augusto corse verso di lei e, per galanteria, le sfilò dalle mani una valigia color champagne, battendo sul tempo gli inservienti addetti.

«È Augusto?» sussurrò lei.

«In persona.»

«Mi chiamo Maria Sole Rossetti, sono la pretendente. Sono scesa dal taxi al cancello principale esterno, volevo fare due passi in questa adorabile atmosfera.»

Da subito gli occhi di Augusto avevano indugiato con insistenza sulla scollatura dei vestiti della donna; la osservava attento in ogni dettaglio: seppur non più giovane, era bella, veramente niente male nel complesso.

Non solo. Era una donna in gamba. Dal punto di vista economico e della carriera lavorativa era stata fortunata ed aveva riscosso successo. Nei primi anni Ottanta era riuscita ad ottenere dei finanziamenti cospicui, a fondo perduto, per avviare un'attività commerciale a Milano: una grande profumeria unica nel suo genere.

Grazie alla competenza delle commesse che aveva assunto e al periodo d'oro dal punto di vista finanziario che la città attraversava, la profumeria le aveva portato ricchezza. All'apertura della prima ne era seguita, l'anno dopo, una seconda e ancora una terza, una quarta e una quinta negli anni successivi. I suoi negozi, conosciutissimi ed apprezzati, erano, ancora al momento, oasi profumate e di pace in una metropoli caotica.

Petali, candele, essenze profumate ricercate, tappeti orientali, decori dorati e colorati nello stesso stile della *Mosta Rotunda* a Malta[2]; fontanelle, lavabi e mosaici

---

[2] La Rotonda di Mosta (*Mosta Rotunda*) è una famosa chiesa con design a pianta circolare situata nella città di Mosta sull'isola di Malta, ispirata al Pantheon di Roma. L'interno della Rotonda di Mosta è ricco e suggestivo, con decorazioni intricate, bellissime vetrate colorate e rivestimenti color rosso vivo.

contraddistinguevano le sue profumerie dalle altre della città, come se le sue vetrine e i suoi interni fossero lo specchio di un crogiolo di razze e culture diverse e mescolate. I suoi clienti più raffinati definirono i suoi negozi delle piccole Dubai.

Augusto si mostrò da subito interessatissimo ai discorsi di Maria Sole, li apprezzava.

Dopo una mattinata insieme, la donna, che non ambiva a compiacerlo a tutti i costi, non gli concesse il pomeriggio: «Sono un po' stanca, continuiamo la nostra conoscenza a cena? Avrei bisogno di riposare.»

Così Augusto, dopo essere stato temporaneamente congedato dalla sua ospite, si organizzò il pomeriggio al centro benessere per un massaggio, manicure e pedicure. Anche in considerazione del fatto che ci teneva particolarmente a presentarsi al massimo della forma fisica all'appuntamento in serata.

Nel primo pomeriggio lo raggiunse e lo affiancò anche il Direttore Alfio Cialini per un primo bilancio: «Signor Orsini, cosa mi dice? Come sono andati questi incontri? Mi ragguagli. Ho controllato e monitorato personalmente che, diciamo tecnicamente, tutto si svolgesse alla perfezione». Vide Augusto annuire e continuò: «Mi dica piuttosto del suo cuore, cosa sente?»

«Non so, Direttore, non so. Stasera non vedo il momento del mio appuntamento con Maria Sole.»

«Non mi dice nient'altro?»

«Non lo so, Direttore, non lo so; vedremo alla fine. Sa, è complicato, non è una scelta facile e sono appena all'inizio. Non è un meccanismo consolidato e non ho la certezza del risultato. La sento una strada che voglio percorrere, è una chance che mi voglio dare.»

Sopraggiunse la ragazza della hall annunciando nuovamente una telefonata in hotel per Augusto da parte della signora francese Monique Tinette. Era la seconda volta che la francese cercava maldestramente di mettersi in contatto con Augusto Orsini.

«Oh Dio buono», la rimproverò il Direttore Cialini, «il signore Augusto è stato chiaro: nessuna pretendente lo può contattare, né prima, né dopo le ventiquattro ore del suo incontro qui.»

Augusto annuì: «Oggi è il giorno di un'altra pretendente, di Maria Sole Rossetti, e non voglio intromissioni.»

Poi si girò e si avviò verso il centro benessere per effettuare i suoi trattamenti estetici, e le ore volarono in totale relax.

La sera a cena, in una notte piena di stelle, le candele rosse sul tavolo donavano un'atmosfera romantica alla location e illuminavano i lineamenti del volto di Maria Sole, imbarazzata ed emozionata.

La donna era stupenda, aveva impiegato ore a prepararsi e a truccarsi. Indossava un vestitino rosso senza spalline con lo scollo a cuore e la bocca color vermiglio spiccava.

A cena si mosse con raffinatezza.

L'importante signor Orsini se la immaginò al suo fianco al Rotary Club, in una serata Kiwaniana, se la immaginò al Teatro alla Scala di Milano, dove aveva appena rinnovato un abbonamento doppio per buon auspicio, l'auspicio di non assistere più solo all'Opera.

L'avrebbe condotta alla Prima alla Scala, ad assistere alla «*Madama Butterfly*» di Puccini e, mano nella mano, avrebbero ascoltato il coro muto.

Lei confessò il suo sconfinato desiderio di viaggiare e soprattutto di partecipare ad eventi, i più belli. Ci teneva a sottolineare che amava il teatro, la socialità, amava i ristoranti stellati e la loro cucina raffinata. Le piacevano le autovetture di grande cilindrata, le sue preferite erano le Lamborghini, ma apprezzava anche le sportive da collezione. Adorava i centri benessere e dichiarava la sua predilezione a trascorrere intere giornate tra massaggi, trattamenti di bellezza per il viso e per il corpo, saune e bagni di vapore. Avrebbe voluto dedicarsi anche alla meditazione, recarsi in India per impararla direttamente dai grandi maestri illuminati e saggi e dai guru che l'avrebbero guidata, come una discepola, lungo il percorso della conoscenza, della saggezza e della crescita spirituale. Ambiva anche ad abbonamenti esclusivi a club privati.

«Sarò tutta per te», ci tenne a sottolineare guardando distrattamente Augusto.

La testa dell'uomo si riempì velocemente di un dubbio: «Amerà me o amerà la nuova vita che le farò fare? Si occuperà di me nei momenti giusti o sarò esclusivamente una chiave che le apre la porta del futuro su misura per lei? Io non lo so... non lo so» pensò tra sé e sé.

Quella sera se ne tornò in camera abbastanza frastornato.

Quando la mattina seguente la salutò, baciandola sulle guance e abbracciandola per qualche secondo, sentì ancora quella sensazione di confusione nella testa.

Augusto Orsini si percepì come un uomo che cerca certezze lanciando dadi in aria.

Capitolo 7

Il Chiarimento

Arrivi e partenze delle nuove numerose pretendenti scandivano, sempre più monotonamente, l'avvicendarsi dei giorni e cominciavano ormai a fare capolino le prime avvisaglie della stagione invernale.

Il Direttore Alfio Cialini diventava sempre più inquieto: «Signor Augusto, ha scelto la sua pretendente? Sono mesi ormai che andiamo avanti. Ieri ho ricevuto la telefonata di uno pseudo scrittore che dice di voler scrivere un libro sulla faccenda, su quello che lei sta facendo qui. Il mese scorso invece ho ricevuto la prenotazione di una influencer famosa che vuole girare un video su Instagram con lei!»

«Ne ricevo anch'io di queste telefonate», rispose poco interessato al discorso il signor Augusto.

Il Direttore cercò di richiamare la sua attenzione: «La

faccenda è trapelata all'esterno. Tanti i pettegolezzi. Non sono sereno. Mi comprenda.» E dopo un grande sospiro, continuò con voce commossa: «Come ben sa, abbiamo già attraversato oltre due anni di pandemia; siamo stati duramente colpiti dall'epidemia di Covid, una vera piaga mondiale. Al principio, mi riferisco a febbraio 2020, io stesso avevo completamente sottovalutato la situazione e non avrei mai immaginato le ripercussioni economiche e sociali che avremmo dovuto affrontare. Ciascun dipendente dell'hotel ha una storia, ha una famiglia, conta su questo lavoro. Abbiamo rischiato di chiudere e non riaprire mai più l'intera struttura.»

«Per me questa pandemia è stata come un ritiro spirituale forzato, una situazione irreale», chiarì Augusto.

Subito riprese la parola il Direttore: «Buon per lei, carissimo, per noi ha rappresentato la paura di perdere il lavoro, la stabilità economica e la sicurezza. L'hotel stava economicamente collassando su se stesso. Abbiamo fatto miracoli per non chiudere e per salvaguardare il posto di lavoro di ognuno dei dipendenti; per me loro sono la mia seconda famiglia. Adesso che ci siamo rialzati, che abbiamo ripreso il lavoro in maniera adeguata, proprio adesso non possiamo rischiare di comprometterlo di nuovo.»

«Non capisco», rispose Augusto con tono molto serio.

Il Direttore cercò di spiegarsi meglio: «Uno scandalo potrebbe causare problemi. La storia delle pretendenti e il meccanismo che ha messo su potrebbe essere criticabile dai benpensanti, diciamo così. La faccenda sta trapelando all'esterno.»

«Mi faccia capire», esclamò Augusto, «sta paragonando la pandemia di Covid e i guai che ne sono conseguiti alla mia vita privata?»

«Signor Augusto, le sto parlando con il cuore in mano: non ci possiamo permettere uno scandalo, né tantomeno di essere criticati e di far allontanare clienti che possano pensare che nell'hotel accadano cose strane, che intravedano situazioni equivoche o che ravvisino una mancanza di rispetto verso le donne. Parliamoci chiaro, lei si è posto come un sultano che sceglie donne e le muove come pedine. Pur consenzienti, queste ultime potrebbero sentirsi vittime di una mancanza di rispetto. Io stesso ho visto Monique Tinette, la prima pretendente, andare via in lacrime. Oltre al fatto che Monique continua a tentare di mettersi in contatto con lei. Sembra una donna disperata, senza niente da perdere e in grado di creare uno scandalo.»

«Sta ingigantendo la faccenda e vede il mare nello stagno.» Rispose annoiato Augusto.

Di nuovo il Direttore: «Ho accettato di ospitare lei e questo viavai quotidiano di pretendenti, povere donne che vedo entrare speranzose dalla porta del mio hotel ed uscire confuse e ferite dalla stessa porta. È il caso che scelga, per quanto ancora vuole portare avanti questo giochino? Sono mesi e mesi. Si stanno alternando donne di ogni età, alcune molto belle, donne di cultura e di spessore che la maggior parte degli uomini, nel corso della loro vita, non osano neanche sognare. Tutte disposte ad essere una compagna per lei, tutte che attendono trepidanti un suo cenno. Ma lei cosa cerca? Chi cerca?»

«Bella domanda!» esclamò Augusto dopo una lunga pausa. «Direttore, mi dia ancora spazio, ancora tempo. Ho avviato il meccanismo e voglio giungere anch'io all'obiettivo il prima possibile. Non sto giocando, non lo chiami giochino. Da oggi pago il doppio il mio soggiorno, quello della mia assistente Eleonora e quello delle pretendenti. Mi sembra giusto e opportuno. Non ci sarà nessuno scandalo, me ne faccio garante. Pur trapelando all'esterno, la storia delle pretendenti sarà dimenticata prima di quanto immagina. A nessuno interessa, né tantomeno costituisce gossip, la vita di un vecchio come me. Non pensi a Monique Tinette, quella donna era emotiva già quaranta anni fa, ma sa stare al posto suo.»

Poi, molto innervosito, Augusto continuò con ben altre parole, mettendo fine bruscamente a quel chiarimento: «Sono qui grazie ai soldi con cui pago profumatamente le suite della struttura. Come Direttore, ha accettato di ospitare me e mi permette quotidianamente gli incontri con le pretendenti solo ed esclusivamente perché io pago, porto soldi a lei e alla sua grande famiglia di dipendenti dell'hotel. La stima che declama nei miei confronti poco c'entra. Un introito costante: la Gran Suite Sorgente e le altre stanze più grandi e più costose della struttura, in affitto ogni giorno per mesi. Direi che sto contribuendo enormemente alla vostra ripresa post Covid. Vale la pena di tollerare l'idea, di correre un rischio, tra l'altro alquanto infondato, di uno scandalo fomentato da qualche benpensante ammuffito che potrebbe ritenere medievale il mio metodo di selezionare una donna, proprio così, selezionare una donna su tante donne. Orbene, come le dicevo, raddoppio il pagamento della mia permanenza e continuiamo con tutta la calma che il caso richiede.»

«Sembra Shakespeare in love… sembra Shakespeare! Shakespeare…» andava ripetendo ironicamente tra i denti il Direttore Alfio Cialini lungo i corridoi dell'hotel, dopo aver chiarito, assumendo un'aria buffa agli occhi di chi lo vedeva passare.

Capitolo 8

La sorpresa

Era ormai primavera inoltrata e nell'aria vi era profumo di rinascita.

Ad un attento visitatore, quell'anno la Toscana appariva più suggestiva del solito. L'aria si era caricata di un'energia vibrante, la natura si era risvegliata con una maestosa rifioritura, donando una sensazione di speranza a chi la contemplava.

Il solito taxi in arrivo giunse a scandire il rituale consolidato davanti all'hotel.

Quella mattina tutto cambiò.

Dal taxi non scese la pretendente, bensì mise fuori capo e gambe un uomo in giacca e cravatta che, a ben guardare, indossava una mise da maggiordomo. «Chi è lei?», chiese il Direttore Cialini perplesso e preoccupato.

«Buongiorno, mi presento. Vengo per conto di miss

Rosalba Righi, la pretendente attesa. La signora Rosalba non sarà presente e io mi faccio messaggero, per suo conto, per la consegna di questa lettera.»

«Un gesto d'altri tempi, una lettera nell'era dei cellulari, di internet, dei social, delle app», sentenziò con sufficienza il signor Augusto che quella mattina, come a volte sceglieva di fare, attendeva fuori l'arrivo della pretendente.

«Mi faccia l'enorme dono di sbrogliarsela da sé», borbottò il Direttore guardando Orsini e nel contempo indietreggiando come un gambero verso la porta a vetro dell'hotel.

Il signor Direttore Alfio Cialini diventava ogni giorno più agitato e seccato, inquieto era la definizione giusta.

Su un vassoio tondo d'argento, veniva offerto un biglietto ad Augusto, in una busta sigillata con la ceralacca.

La mano torta di Augusto afferrò la busta e ne strappò il sigillo.

Sembrava di assistere ad una scena tra gentiluomini del 1800.

Dear Augusto,

sorry, come tua pretendente ho deciso

che non sarò io a venire da te, ma verrai
tu in un posto stabilito da me.

Ti aspetto lunedì alle ore 19:00 presso
la National Gallery di Londra. Sarò
davanti al quadro "Time orders Old Age
to destroy Beauty" ad attenderti.

È lì che avremo il piacere reciproco di
vederci per la prima volta.

Sicura che non mi deluderai e che ci
sarai.

With love

Rosalba Righi

«La National Gallery! Londra, la mia amata, amatissima Londra!» L'urlo di Augusto raggiunse il secondo piano dell'hotel: «Eleonora, Eleonora, parto, certo che parto, blocca l'arrivo delle mie pretendenti. La conoscenza delle altre pretendenti è da rimandare. Vado a Londra per conoscere Rosalba Righi.»

«Oh, signor Augusto», piagnucolò Eleonora, «ma è un disastro, alcune pretendenti vengono da lontano, sono già in viaggio per arrivare qui nel loro giorno assegnato. È tutto ben incastrato, rimandare non è facile.»

«La decisione è già presa», sentenziò l'uomo,

«organizza tutto, compreso la mia partenza e il mio soggiorno. Il mio incontro si terrà all'interno della National Gallery, quindi soggiornerò al Clermont Hotel lì nei pressi. Non c'è niente che possa farmi cambiare idea. Ho trascorso parte della mia giovinezza a Londra, vi ho compiuto i miei diciotto anni. Andai per frequentare un corso di inglese dopo aver abbandonato la scuola superiore e vi rimasi per dieci mesi. Ho dei ricordi stupendi, ho nostalgia di Londra, è tanto che non ci torno. Questa è l'occasione giusta.

«Direttore», continuò voltandosi verso il caro Direttore Cialini con la sua aria preoccupata, «c'è l'interruzione che tanto cercava. Vado via per un po', per cui avrete respiro; vi libero, libero lei e i suoi dipendenti, parto. Tutto rimandato, sospeso. La Gran Suite Sorgente e le due Suite Junior e Garden restano per me.»

«Signor Augusto», rispose il Direttore, «le auguro di tornare, ma non da solo, in due con la sua pretendente di Londra. In coppia, cosicché da interrompere la ricerca. Le auguro di trovare all'esterno e all'estero esattamente ciò che cerca e tanta serenità e altrettanta felicità.»

Capitolo 9

Londra

Londra, con i suoi taxi neri colorati sulle fiancate dalla pubblicità, Londra con i suoi edifici vittoriani, una Londra multietnica e scintillante come cinquant'anni prima.

Che ebbrezza, che stato d'animo visse Augusto! Il viaggio con la navetta taxi dall'aeroporto di Stansted al centro fu un transfert di emozioni incontenibili. Alla Londra di oggi, sempre cosmopolita e vivace, si sovrappose il ricordo della Londra di decenni prima, quando, da ragazzino, gli sembrava di avere le chiavi del mondo. Impossibile per lui non notare il notevole sviluppo edilizio negli ultimi decenni: la costruzione di nuovi grattacieli e di edifici moderni. La città attuale era ancora più diversificata dal punto di vista culturale ed etnico.

Augusto raggiunse subito ed in fretta la National

Gallery nei pressi di Trafalgar Square, dove sono contenuti duemilatrecento dipinti.

Accedere nella National Gallery equivale a compiere un viaggio nella storia dell'arte internazionale.

Il primo obiettivo di Augusto fu quello di evitare di perdersi nel labirinto di sale che si dischiudono l'uno dentro l'altra. Si munì subito di una mappa delle sessantasei gallerie.

Aveva ben chiaro cosa cercare: nel biglietto c'era esplicitamente scritto il titolo del quadro *"Time orders Old Age to destroy Beauty"*.

Si era documentato e aveva appreso che il capolavoro era stato dipinto nel 1746 dal pittore Pompeo Girolamo Batoni.

Vagava frettolosamente tra le diverse aree e le diverse stanze.

Anche se il suo incedere era veloce, sarebbe stato impossibile non rimanere affascinati e rapiti dall'atmosfera. Al suo passaggio si incantò più e più volte di fronte alla visione di capolavori senza tempo come il *"The Burlington House Cartoon"* di Leonardo Da Vinci; fu catturato dai colori del *"Bacco e Arianna"* di Tiziano il quale, in questo unico quadro, aveva combinato tutti i pigmenti più puri e pregiati disponibili.

Si documentò perfettamente sulla stanza dove trovare il *"Time orders Old Age to destroy Beauty"* del pittore Pompeo Girolamo Batoni e vi si recò attraversando sempre nuove stanze e scorgendo ancora, nel passaggio veloce, i colori misti di cotanti capolavori in mostra, espressioni d'arte raffinate e linguaggio universale per tutti i popoli.

Finalmente raggiunta la stanza del quadro, mentre lo rintracciava con gli occhi, vide per la prima volta e di spalle la sua pretendente, una bella donna che, nell'insieme, sullo sfondo del dipinto, trasmetteva una sensazione di etereo, quasi di impalpabile.

Rosalba Righi indossava una gonna lunga di cotone che la fasciava in vita e scendeva morbida e larga e un piccolo top in pizzo grigio perla. I lunghi capelli castani erano morbidi e setosi.

Si voltò e i suoi occhi marroni striati di verde incrociarono gli anziani e vissuti occhi grigi e opachi di Augusto.

«Guarda», disse lei voltandosi verso il quadro.

Poi lesse ad alta voce, con un tono pacato e seducente, la spiegazione in inglese scritta al lato del capolavoro:

Time orders Old Age to destroy Beauty, 1746

Time orders Old Age to destroy Beauty.
The winged figure of Time, who holds an hourglass,
orders his wizened female companion Old Age to
disfigure the fresh-faced features of Beauty.

Lesse di nuovo la spiegazione, traducendola in italiano:

Il Tempo ordina alla Vecchiaia di distruggere la Bellezza, 1746

Il Tempo ordina alla Vecchiaia di distruggere la
Bellezza. La figura alata del Tempo che regge la clessidra
ordina alla sua avvizzita compagna Vecchiaia di
sfigurare i freschi lineamenti della Bellezza.

Cambiando timbro della voce e rendendolo ancora più solenne, la donna disse: «Guarda la Vecchiaia, la Giovinezza e il Tempo, personificati nel quadro. Poi rifletti su te stesso. È questo che tu stai facendo con la tua ricerca: insegui la giovinezza, come a raggiungere un barlume di eterno e di immortalità. Vuoi l'amore e la giovinezza di una donna, quasi a volergliela rubare e a tenerla per te, vuoi la sua energia vitale, vuoi un contagio di freschezza e di vita. La visione della bellezza è rasserenatrice e tu non ti limiti alla sua ricerca, ma miri al possesso. La bellezza sta nella giovinezza, nel fiore della vita; questo cercano gli uomini anziani in una donna giovane. È lo sforzo disperato di arrivare ad un barlume di eternità.»

Ed eccolo, un uomo pratico, vissuto nel tangibile, nella concretezza, di fronte ad una donna spirituale, evanescente, che gli parlava di concetti astratti, impalpabile ed eterea lei e le sue argomentazioni.

Una creatura quasi ultraterrena, dall'età indefinita, apparsa dal nulla, che minava la sua concretezza di uomo ancorato alla materia.

Quella donna gli palesava una nuova prospettiva di vita. Una prospettiva autentica perché gli apriva un universo interiore ben chiuso da chissà quanto tempo.

Rosalba continuò: «La tua ricerca di una nuova vita attraverso le pretendenti, di una vita diversa, altro non è che la ricerca di un barlume di eternità alla soglia dell'autunno di un'esistenza vissuta. È anche il coraggio di non arrendersi mai e di sfidare il tempo impietoso. È un tentativo di bloccare lo scorrere dell'esistenza, di sfuggire dal suo flusso costante e incessante. Ti descrivo cosa questo capolavoro senza tempo trasmette a me. Vedrai il quadro attraverso i miei occhi: guarda come le mani della Vecchiaia si protendono verso la Giovinezza a volerne carpire l'essenza. Così fai tu per recuperare la tua gioventù. Io lo so che tu sei una persona forte, concreta, che domina la vita, che prende dall'esistenza quanto gli viene offerto, che non vive di rimpianti e va sempre avanti. Sento la tua forza e sento la tua straordinaria e non comune voglia di vivere. È così che ti immaginavo: rigato nel volto ma robusto, forte e possente.»

«Rosalba», la chiamò Augusto prendendole le mani e stringendole forte, «grazie!», sussurrò visibilmente commosso.

Rosalba aveva risvegliato i turbamenti più inconsci e profondi. Il suo animo, seppellito da strati di consuetudini e impegni, era riemerso.

Era tutto vero, era tutto terribilmente vero: era un uomo che stava inseguendo uno sprazzo di eternità.

«Anche tu lo insegui, Rosalba, perché hai risposto al mio appello e lo hai codificato, dandogli un senso e sublimandolo.» Le sussurrò Augusto, dopo aver preso fiato.

Le quarantotto ore seguenti con la sua pretendente a Londra furono le più felici degli ultimi anni.

Dopo l'incontro davanti al quadro, Rosalba e Augusto si trasformarono in due ragazzini assetati di vita alla riscoperta delle bellezze di una città meravigliosa e misteriosa come Londra. Insieme visitarono la maestosa e suggestiva Westminster

Abbey, simbolo di storia e di fede.

Nelle ore più calde riposarono all'ombra di un albero secolare, seduti senza scarpe su un prato di Hyde Park, per poi stendersi sull'erba morbida, lasciando fermare il tempo per più attimi. I raggi del sole filtravano tra rami e fronde fruscianti degli alberi, disegnando giochi di ombre e luce. Il vento li accarezzava, il pallido sole li riscaldava, la pioggia improvvisa li sorprendeva, la nebbiolina sottile avvolgeva la città e obnubilava le loro menti.

Durante una passeggiata, mano nella mano, con le dita intrecciate come un simbolo di connessione, Augusto trovò su una panchina un libro con la copertina azzurra, dimenticato da chissà chi. Era scritto in italiano e riportava il titolo «*Profumo di vita*». In quella specifica giornata, mai nessun titolo da leggere sarebbe stato più appropriato: stavano respirando il profumo della spensieratezza, della gioia, il profumo vero della vita.

«Sai Augusto» disse la sera Rosalba Righi a cena, «io devo essere felice. L'ho promesso a me stessa tanti tanti anni fa, l'ho promesso ad una Rosalba piccolina molto malata, che usciva raramente di casa, che si affliggeva perché non stava bene. Non poteva viaggiare e soffriva nel confrontare la sua vita grigia a quella degli altri, così libera, così colorata e gioiosa. Adesso che sono adulta e che sto bene, ho fatto alla Rosalba piccolina una promessa molto importante: la Rosalba grande non soffrirà mai per niente e per nessuno, sarà felice fino all'ultimo dei suoi giorni.

Lo devo alla piccola e tenera Rosalba, una bambina che non si è arresa e ha tenuto duro, ha resistito. Lo devo a lei. La sua forza e il suo coraggio meritano tutta la felicità che le spettava ma le è mancata. Ad ogni costo. A costo di ignorare l'infelicità quando arriva. So bene che l'infelicità è insita nella natura dell'uomo e può entrare nella nostra esistenza come trasportata dal soffio del vento, con naturalezza e in fretta. La malattia stessa è causata dalla mente, da uno stato d'animo infelice che determina un abbassamento delle difese immunitarie e il sopraggiungere di un problema fisico.»

Augusto, ammaliato dal racconto della donna e dalle sue congetture, sulla base della propria esperienza di vita, carente nell'interiorità, chiese: «Come si fa ad essere sempre felici?»

Lei semplicemente rispose: «Chi sta vicino a me e condivide la sua vita con la mia, sarà inondato dalla felicità che straborda da me.»

L'uomo ebbe modo di assaporare quella gioia

contagiosa. Trascorse due giorni meravigliosi tra passeggiate, prediligendo anche le strade meno affollate dei quartieri residenziali.

Rosalba, dal canto suo, visse i ricordi di gioventù di una Londra di mezzo secolo prima, attraverso gli occhi di Augusto. Questo le piacque.

Buckingham Palace, il Big Ben, il Tower Bridge, i Palazzi Vittoriani, Trafalgar Square, il British Museum e ancora quei taxi scuri agili e sfreccianti, non avrebbero avuto lo stesso sapore che ebbero in coppia, filtrati dagli occhi l'uno dell'altra, reciprocamente, e dalla loro personale e unica visione.

Fu così che Augusto Orsini aveva concesso a Rosalba Righi, una delle sue pretendenti, di trascorrere due giorni insieme.

All'incipit del terzo giorno la telefonata della segretaria Eleonora dall'Italia richiamò l'uomo alla realtà: le successive pretendenti lo attendevano all'hotel.

Era il momento di ripartire, di dire un arrivederci a Londra ed un non impossibile arrivederci alla ormai sua Rosalba.

Qualunque decisione avesse preso, lei avrebbe lasciato un'impronta indelebile nel suo cuore.

Il distacco dalla sua pretendente Rosalba Righi fu

sentito e semplicemente suggellato con un profondo abbraccio, prima di ripartire per il suo rientro in Italia e in hotel, dove altre pretendenti, altre vite ed altre emozioni lo attendevano.

Capitolo 10

Paternità

«Signor Orsini! Signor Orsini!», Eleonora chiamava bussando alla porta della Gran Suite Sorgente: «Si svegli! È ora di scendere a colazione. Stamattina che succede?»

Di ritorno da Londra, già da un mese, succedeva che Augusto era stranamente demotivato e ancor più stanco di aver ripreso a pieno ritmo la stessa quotidianità: il turnover delle pretendenti in hotel si era ormai trasformato in una routine.

«La sua pretendente è già arrivata da un'ora e non è sola», urlò Eleonora.

«Non è sola?», chiese stupìto Augusto, «è accompagnata da una sorella siamese, o da un fidanzato che mi vuole accoppare? Mi spieghi.»

«Che spiritoso questa mattina! Lo vada a verificare di persona con chi si accompagna e si sbrighi! Non è tardi, è tardissimo.»

Augusto obbedì, scese dal letto con la grazia di un elefante, con tutta la pesantezza dei suoi novantacinque chili e si fermò, come al solito, davanti al suo specchio. Ciò che vide riflesso non gli piacque: aveva la barba visibile e gli occhi infossati, pareva più ingrassato e più gonfio del solito.

L'alternarsi delle pretendenti non aveva sospeso l'alternarsi dei giorni e dei mesi. Il tempo passava e su di sé lasciava tracce del suo scorrere impietoso. Era invecchiato: fuori sicuramente, dentro altrettanto.

Indossò una camicia di lino color aragosta per ravvivare il suo grigiore e si trascinò fuori dalla sua Gran Suite Sorgente.

Le risate e i gridolini di un bambino ne precedettero la sua visione. Il maturo signor Orsini si trovò davanti una giovane ragazza di circa trent'anni molto bella, magra, con i capelli lunghi lisci, una Venere a cui gravitava intorno un astro, un bambino ricciolino moro, bello come il sole. Il piccolo era divertito dal suo girotondo solitario. Non appena vide Augusto, gli corse incontro e gli abbracciò le gambe. L'uomo piegò le ginocchia per guardarlo in viso e il bimbo gli buttò le braccine al collo.

«È tanto affettuoso il mio tesorino», disse lei.

Augusto si commosse visibilmente. Alla scena si commosse anche la segretaria che non era mai diventata mamma e si commossero le giovani cameriere che sognavano di diventare mamme. L'unico che non si commosse fu il Direttore Cialini che scosse il capo pensando: «Anche i bambini coinvolgiamo ora.»

«Sono Angelica Degli Esposti, e lui è mio figlio Leonardo Degli Esposti.» La giovane si presentò con un sorriso smagliante. «Io cerco un compagno e Leonardo cerca un papà. L'ho portato con me perché lui è il perno della mia esistenza e chi prende me, prende primariamente lui.»

«Mi dispiace avervi fatto attendere, soprattutto aver fatto attendere questo angelo», disse Augusto sollevando Leonardo in braccio. «Non immaginavo che ci fosse un bambino in attesa. Eleonora, lo accudisca lei, lo porti al Parco Piscina a giocare.»

Eleonora lo abbracciò e mentre lo portava con sé, lo riempì di teneri bacini sulle guance.

Lentamente Angelica ed Augusto si avviarono anche loro verso il Parco Piscina e, di fronte alle acque sfumate di mille blu e colpite dai forti raggi del sole, si accomodarono alle sedute del tavolino in prossimità del bar per la colazione.

Iniziò subito un dialogo conciso e ben preciso.

Lui: «Il papà del bambino?»

Lei: «Non esiste.»

Lui: «Non esiste?»

Lei: «No.»

Lui: «Il bambino è stato concepito per intercessione dello spirito Santo?»

Lei: «Il bambino è stato concepito per intercessione del dottor Diego Sanchez, un bravissimo medico di una clinica spagnola, con l'inseminazione artificiale di un donatore anonimo. A mio figlio manca un papà e noi cerchiamo un padre. Leonardo ha tre anni e non vede il momento di avere un papà suo.»

Augusto rimase molto impressionato dalle parole di Angelica, fu assalito da un'intensa emozione che cercò di contenere di fronte alla donna.

Lei continuò: «Sa Augusto, la mia è una storia sui generis, io sono una ragazza particolare e ho un vissuto diverso dalle altre mie coetanee. Da bambina non ho mai conosciuto la mia vera famiglia, intendo i miei genitori biologici; sono cresciuta in un orfanotrofio e a dieci anni sono stata data in affidamento ad una famiglia nelle Marche. Ho sempre avuto il desiderio di avere una famiglia vera tutta mia e un figlio: una serie di relazioni sbagliate mi hanno fatto perdere la fiducia negli uomini ma non il mio immenso e sconfinato desiderio di maternità, di dare alla luce una creatura mia per essere amata e per creare una stirpe che non ho, che parta da me, da me che sono come una barca senza àncora. L'orologio biologico di una femmina scorre e io non potevo permettermi il lusso di attendere una relazione stabile; ho optato per avere subito il bambino, per essere una madre single, come ce ne sono tante. È evidente quanto io oggi mi senta fortunata e appagata; Leonardo è un miracolo: è dolce, affettuoso, intelligente, bellissimo e io sono la sua mamma, sono una madre, ho la mia famiglia, ho il mio nucleo familiare. Non mi pare ancora vero dopo tre anni e nove mesi di gravidanza.»

«Cosa ti porta a me?», chiese Augusto, «come potresti innamorarti di me?»

«Per i tuoi profitti e per la tua azienda tu sei un personaggio pubblico, di conseguenza indirettamente ti conosco. Sono già innamorata del tuo passato, amo il tuo presente e amerei il futuro con te. Adoro la tua stabilità e la tua concretezza. Certo, dovresti prima accettare ed amare Leonardo.

«Lo amo già» sussurrò l'uomo.

Leonardo aveva immerso le manine nell'acqua di una vasca idromassaggio al Parco Piscina e le sue risate avevano riempito l'atmosfera di un tripudio di gioia pura che solo la presenza di un bimbo può infondere.

Vide quel piccolino sveglio, vivace, un tesoro che non stava mai fermo, pieno di energia, una forza e un miracolo della natura allo stesso tempo.

Aveva l'incarnato chiaro e capelli e occhi scuri.

Cercò somiglianze con se stesso e ne ravvisò.

Lo adorava e adorava lei; se li osservava, era incantato, letteralmente incantato e la sua mente vagava in mondi immaginari in cui era chiamato papà. Vagheggiava scenari di vita quotidiana, quella semplicità che la maggior parte della gente vive tutti i giorni e che fino ad allora non gli era appartenuta, se non da piccolo. Poi rielaborava scenari tipici del suo stile di vita ma insieme al bimbo e ad Angelica; attraversavano il mare con una delle sue barche, la più grande; visualizzava le cene in Costa Azzurra, loro tre insieme alle famiglie dei suoi amici. Gli balenò il pensiero che le sue conoscenze più care avevano già figli grandi e Leonardo aveva l'età dei loro nipoti. Ne fu turbato.

A pranzo e a cena in hotel furono in tre, non una coppia ma un terzetto, una famiglia a tutti gli effetti. E che famiglia! Che premura! Si pranzò presto e si cenò molto presto sulla base degli orari confacenti al piccolo.

Durante la cena Leonardo si addormentò a tavola seduto al suo seggiolino. Augusto prese la mano di Angelica e la strinse, si avvicinò a lei e le sfiorò le labbra; Angelica gli accarezzò una guancia e prese sensualmente a disegnargli dei cerchi con le dita sul mento.

Qualcosa di indefinito lo turbava, perché quella strana sensazione di non essere più padrone della sua vita lo pervase proprio in quel momento. Era confuso, turbato, felice: una matassa di emozioni contrastanti da dipanare. Proprio lui, l'uomo delle certezze, non ne aveva più nessuna.

Il grande Augusto Orsini era frastornato: un bambino sarebbe potuto entrare nella sua vita. Egli sarebbe potuto essere un papà, un padre, un babbo, un genitore. La dinastia degli Orsini non si sarebbe estinta alla sua morte.

Era entusiasta.

Lo avrebbe potuto amare e sarebbe stato amato. Si sentiva improvvisamente tutte le energie del mondo per stare dietro ad un bambino e affiancarsi a quella donna tanto bella, tanto intraprendente, tanto particolare e decisa, una donna di carattere.

La sua mente si era lanciata in voli pindarici; era

sempre più frastornato. Gli sarebbe piaciuto portare il piccolo in barca con sé, insegnarli la vita, trasmettergli la sua esperienza. Gli avrebbe affidato la sua memoria, attraverso di lui avrebbe rivissuto il suo passato.

Era questo il barlume di infinito che stava cercando?

L'indomani però, Augusto Orsini si svegliò stranamente appassito: qualcosa di indefinito lo turbava interiormente. Salutò con un abbraccio infinito il piccolo Leonardo in partenza, lo baciò sulla fronte e accostò le sue labbra a quelle di Angelica, sfiorandole dolcemente come la sera precedente.

Consegnò un pacco avvolto in una carta colorata nelle mani del piccolino e si raccomandò di aprire il pacco al loro rientro a casa. Aveva fatto acquistare in fretta dei giochi preziosi dalla segretaria; al di là di come sarebbe andata la scelta della pretendente, al di là se si sarebbero rivisti o meno, Augusto suggellava con quel pacco un ricordo indelebile, donava una traccia di sé, non voleva essere dimenticato dal piccolo Leonardo.

Per lo scopo, non aveva badato a spese: aveva fatto acquistare un trenino d'argento, un orsacchiotto di peluche puntellato di cristalli Swarovsky e infine un orologio d'oro da consegnare al compimento del sedicesimo anno d'età di Leonardo, come regalo, accompagnato da un biglietto di auguri personalizzato.

Quando mamma e figlio furono partiti e il taxi si allontanò, Augusto incrociò, per qualche istante, lo sguardo della segretaria Eleonora che pareva supplicare di non lasciarli partire, di richiamarli, di fermare il taxi.

L'uomo provò fastidio, borbottò tra sé e sé qualcosa di incomprensibile, poi ordinò ad Eleonora di preparargli i suoi bagagli per andare da solo in Camargue, un luogo che conosceva bene e che molto aveva frequentato.

Per cinque giorni l'arrivo delle pretendenti fu nuovamente sospeso e rimandato, sarebbe ricominciato al suo rientro. Perfino la pretendente già in arrivo sarebbe stata rimandata a casa o sarebbe stata collocata in hotel in attesa del suo ritorno.

Pronti i bagagli, salutò sulla porta il Direttore, poi salutò la sua segretaria dicendole: «Fammi un favore, cara Eleonora, parti anche tu per tre o cinque giorni, sono mesi che sei imprigionata in questo hotel. Vai a trovare tua madre o tua sorella, esci da questa struttura e rientraci al mio ritorno.»

«Così parlò il sultano», pensò tra sé e sé il Direttore Cialini.

Augusto Orsini salì sul taxi e, appoggiatosi a quel morbido e comodo schienale in pelle, pianse. Pianse, nella solitudine del cuore, le sue lacrime più copiose.

Capitolo 11

Coincidenze del destino

Come stabilito, dopo un comodo viaggio, giunse in Provenza a Camargue, una suggestiva zona a sud di Arles, in Francia, fra il mar Mediterraneo e i due bracci del delta del fiume Rodano. Da sempre apprezzava l'atmosfera primitiva e naturale della Camargue, dove si incantava ad ammirare cavalli bianchi allo stato brado, tori da riproduzione, fenicotteri rosa negli stagni e le bianche e suggestive saline naturali. Una terra che trasudava un amore selvaggio e libero, quasi primordiale.

Arrivò a Saintes-Maries-de-la-Mer, il comune francese situato nel dipartimento delle Bocche del Rodano, nella regione della Provenza-Alpi-Costa Azzurra.

Raggiunse la Chiesa omonima, scese nella cripta e si

inginocchiò davanti alla statua di Santa Sara, la Vergine Nera, dove si raccolse nel più intimo silenzio.

Pregò quella santa gitana dalla pelle scura, tanto venerata dagli zingari.

Gitano della vita anche lui, libero come uno zingaro, senza regole, cittadino del mondo, cosmopolita senza fisse radici. Abbracciò la statua ricoperta dai foulard colorati, offerti come dono di ringraziamento dai fedeli e la strinse forte.

Dopo quella sentita preghiera, raggiunse il mare: rapito da quelle spiagge libere e selvagge, passeggiò lungo la riva con il mistral che soffiava sul suo viso e gli scompigliava i capelli. Più volte sentì vibrare il suo cellulare nella tasca destra dei pantaloni, ma non rispose. Continuò anche sulla riva a pregare e a implorare con la mente Santa Sara, la santa delle imprese impossibili. Santa Sara avrebbe ascoltato ed esaudito le sue preghiere? L'uomo avrebbe ottenuto la grazia di trovare una compagna per la vita tra le sue pretendenti? Avrebbe saputo riconoscere la pretendente giusta? Chi era la più sincera? Chi quella vera per essere amato e da amare fino alla fine dei suoi giorni?

Ogni bimbo che vedeva giocare in riva al mare gli ricordava Leonardo, la stessa sua energia vitale e la stessa innocenza. Il tempo di un pranzo, a base di bouillabaisse, al ristorante al porto della spiaggia del posto e ripartì con un'auto a noleggio fino a Valensole, sotto il sole della Provenza. Era sempre entusiasta all'idea di partire per un nuovo luogo. La strada non era lunga e il paesaggio gli apparve rasserenante per il suo animo turbato.

All'arrivo, inondato dalla visione del viola intenso degli sterminati campi di lavanda fiorita prematuramente, accostò la sua auto e scese. Il sole picchiava forte, era ormai giugno, il calore penetrava dentro fino alle ossa. La vista delle interminabili distese colorate sembrava alternarsi tra sogno e realtà.

Nei dolcissimi e lievi declivi di Valensole, in Provenza, i tappeti viola sfumavano all'Orizzonte nella calura, il tempo sembrava rallentare; il lieve e incessante ronzio di sottofondo degli insetti sui fiori assopiva la coscienza.

Passeggiando tra le centinaia di turisti giunti appositamente per ammirare lo spettacolo della fioritura della lavanda, una ragazza vestita di giallo attirò totalmente la sua attenzione e lo lasciò pietrificato.

«Irma! Irma Della Rocca!» pensò.

Una donna con una somiglianza impressionate alla sua Irma Della Rocca si era manifestata e come incarnata davanti ai suoi occhi, come per uno scherzo del destino. Dopo oltre quarant'anni, quella donna, mai del tutto dimenticata, era lì. Gli sembrò di rivivere degli istanti del passato. Travolto dall'emozione e da quel caldo torrido che gli toglieva il respiro, urlò il nome di Irma davanti alla giovane e cadde a terra stordito e quasi privo di sensi. L'emozione era stata troppo violenta e si era susseguito uno stato d'animo di turbamento e spossatezza, uniti alla fatica della passeggiata.

La giovane, molto spaventata, si inginocchiò per soccorrerlo e un gruppo di persone, con l'intento di aiutare, si radunò a cerchio. «Forza, forza signore. Qualcuno ha dell'acqua?» Un turista giapponese estrasse da uno zaino una borraccia.

Augusto si riprese subito e strinse delicatamente la mano che la ragazza gli porgeva. «Irma», le sussurrò.

«Irma, je ne suis pas Irma, je suis Aurore, mais ma mère s'appelle Irma Della Rocca et elle est italienne, della Toscana.»[3]

«La mia Irma?», chiese Augusto con gli occhi rossi e quasi sul punto di piangere, «vive in Francia?» Intanto

---

[3] Traduzione (ndr): «Irma, io non sono Irma, mi chiamo Aurore, ma mia madre si chiama Irma Della Rocca ed è italiana, della Toscana.»

due ragazzi lo aiutarono a sollevarsi dal cuscino di lavanda che aveva formato cadendo nel campo sui fiori.

«Aurore», riprese Augusto, «dove abita Irma?»

«Dalla morte di mio padre, un francese originario di Toulouse, noi risediamo a Salon-de-Provence. Abbiamo vissuto ad Arles. Lei conosce ma mère?» rispose e chiese Aurore in un italiano stentato.

Augusto: «Non lo so Aurore, non ne sono sicuro totalmente.»

Un'assurda coincidenza? Uno scherzo del destino quella somiglianza così eccessiva con la sua Irma? Si era imbattuto veramente nella figlia di Irma, o si trattava solo di una diabolica concomitanza? L'episodio era la risposta alle sue preghiere a Santa Sara? Ritrovare la sua Irma, una donna che aveva amato più di quarant'anni prima? Doveva assolutamente incontrare la mamma di Aurore e scoprire la verità.

«Aurore», chiese Augusto, «mi porti da Irma, la prego. Conoscevo sua madre molti anni fa. Almeno credo; la somiglianza con lei mi fa supporre e mi offre quasi una certezza che la sua mamma è la stessa Irma che io frequentai quasi mezzo secolo fa. Gli stessi capelli morbidi, lo stesso sguardo inteso, profondo ma dolce, lo stesso incarnato olivastro, la stessa delicatezza e la classe innata. Voglio vedere Irma, la scongiuro!»

«Signore, è impossibile, è in Toscana in vacanza.»

Per Augusto non vi erano più dubbi, il suo cuore parlava, non aveva bisogno di fare nessuna domanda ulteriore: si trattava della sua indimenticata Irma Della Rocca.

Aurore gli scrisse su un biglietto il numero di telefono della sua mamma e Augusto se lo strinse al petto in segno di profonda gratitudine.

Poi la ragazza vide quell'uomo ricurvo e affaticato allontanarsi tra i campi di lavanda e provò per lui tanta tenerezza.

Capitolo 12

Il miracolo

L'indomani Augusto telefonò alla segretaria Eleonora Bindi per bloccare l'arrivo delle pretendenti per qualche altro giorno ancora.

La pacata Eleonora sbottò: «Augusto, mi creda, sono stata al suo servizio per una vita intera, nel bene e nel male; nei tempi d'oro e in quelli di crisi e non ho mai contestato una virgola. Ho assecondato questa enorme follia delle pretendenti, anzi, senza giudicare e senza proferire parola, ho organizzato ogni dettaglio, preselezionando donne come frutta al mercato, mi passi la metafora. Ho dato lo start al tutto, ogni giorno ho visto ripartire donne perplesse e confuse; adesso ci permettiamo anche il lusso di metterle in attesa così spesso e volentieri e di rinviare appuntamenti presi? Da pretendenti le vogliamo rendere schiave o concubine orientali o, se preferisce, geishe giapponesi? Io dovrei tenere le fila del gioco? Ogni volta che il Direttore dell'hotel mi vede, mi guarda accigliato come se fossi la colpevole. Di tutto questo sistema ne rispondo anche io, soprattutto ora che lei è latitante.»

Augusto la rimproverò: «Colpa, latitante, ma cosa farnetica? Le pretendenti lo sono per scelta, e sono tutte maggiorenni. Piuttosto, ascoltami con attenzione, se Dio vuole e se lei vuole, ho intenzione di ricevere una donna non prevista come pretendente, la devo ancora contattare, si chiama Irma Della Rocca. La inviterò sicuramente nella struttura e, suppongo, per un soggiorno più lungo rispetto alle altre. Dammi ancora qualche giorno, ho bisogno di riposare prima di mettermi in viaggio. Ci risentiremo per i dettagli.»

La voce di Augusto si era fatta ferma, seria e determinata, tanto che Eleonora Bindi riassunse pienamente il suo ruolo di sempre, obbediente e accondiscendente.

L'autorevolezza di Augusto, che lo aveva caratterizzato fin da giovane, era stata una delle armi vincenti nell'ambito della sua carriera lavorativa.

La voce ferma, compenetrata di educazione e pacatezza, aveva l'efficacia di un ordine dittatoriale a cui nessuno si sarebbe sottratto con facilità.

Era un uomo forte e vincente, una miscela di forza mentale e forza d'animo in stridente contrasto con il suo bisogno così primordiale e basilare di essere amato e di vivere una quotidianità anche di semplicità e di essenziale. L'avrebbe vissuta con Irma Della Rocca?

La sua mente vagò tra i ricordi più lontani dell'immagine di Irma e, come in un puzzle, ne ricostruì i contorni: la sagoma esile dalle fattezze statuarie, i capelli lunghi, morbidi e setosi al tatto, un sorriso abbagliante e gli occhi che brillavano di emozioni e di speranze tipiche della giovinezza, un'aria spensierata ma assorta in determinati momenti e quella capacità di amare disinteressatamente.

Affiorò la reminiscenza del calore del suo corpo e di quello di lei in un abbraccio. Non si erano veramente mai lasciati, piuttosto persi di vista. Negli anni Ottanta e Novanta Augusto aveva soggiornato tanti mesi in Corea per lavoro, allontanandosi dalla Toscana. Si era perso nella frequentazione di molte donne, di una in particolare di nome Paola, una veneta che, al rientro dalla Corea, puntualmente, andava a trovare, o negli incontri con la stessa Monique Tinette, ora sua pretendente. Adesso era convinto che non aveva dato valore agli affetti più veri e reali. Chissà che percorso aveva vissuto la sua Irma in tutti questi lunghi anni. Se, nel corso della sua vita, magari soffermandosi davanti ad un tramonto, il ricordo del passato aveva fatto capolino tra i suoi pensieri.

Che coincidenza del destino: lui era in Francia, e lei in Toscana.

«So che fare!», pensò Augusto, interrompendo il flusso dei ricordi e il vagare della sua mente. Uscì dalla sua stanza di corsa per recarsi di nuovo alla Chiesa di Saintes-Maries-de-la-Mer a ringraziare la prodigiosa Santa Sara, venerata insieme alle Sante Marie Jacobé e Salomé. Si inginocchiò nuovamente ai piedi della statua nera, la baciò, la avvolse con un foulard in seta che aveva acquistato in segno di profonda gratitudine per essere stato ascoltato nelle sue preghiere. Si sentiva un uomo che stava vivendo un miracolo, un evento prodigioso.

Fuori dalla chiesa si sedette su una panchina davanti ai colorati negozi di abbigliamento che esponevano all'esterno le vesti in stile gitano. Aveva la tachicardia per l'emozione di ciò che stava per compiere. Si asciugò con il fazzoletto il sudore della fronte e compose sullo smartphone il numero di telefono della sua Irma. Aveva le mani che tremavano; mai nella sua vita, gestita con freddezza e razionalità, era stato travolto da una sensazione di tale portata.

«Allô?» Sentì la voce di lei. Sì, era la sua voce, la riconobbe senza ombra di dubbio: «So chi sei, mia figlia Aurore mi ha telefonato e raccontato del vostro incontro a Valensole nei campi di lavanda. A-u-gusto.» La voce della donna scandì il nome dell'uomo lentamente, a sottolineare la solennità del momento.

Non sai mai cosa ti riserva la vita.

Travolto da un crogiuolo di emozioni e sensazioni fortissime, Augusto rimase lucido nel suo piano organizzato e lo espose: Irma era già in Toscana, si sarebbero incontrati in hotel e lei sarebbe stata ricevuta come una delle sue pretendenti ma per più giorni, naturalmente; lì in hotel era già tutto organizzato per mano di Eleonora.

Faceva capolino un timido accenno di primavera interiore, ora il tepore del sole gli scaldava il cuore.

Era tempo di rinascita, di fioritura nell'anima e nel corpo.

La sua Irma accettò l'incontro e l'invito nell'hotel, ignara che Augusto, proprio lì, stesse selezionando pretendenti.

Era il momento di ripartire e di salutare quella terra magica, selvaggia, misteriosa e mistica chiamata Camargue.

Irma l'attendeva in Toscana.

Il viaggio iniziò all'alba. Augusto si svegliò presto, entusiasta dell'idea di partire. Salì nella macchina a noleggio e ripartì alla volta del confine italiano. La strada era lunga, ma il paesaggio gli apparve bellissimo. Le strade tortuose lo guidavano attraverso vigneti lussureggianti e oliveti, suscitando un senso di calma e di contemplazione. Si sentiva più vivo che mai e finalmente felice: provava una sensazione di libertà e leggerezza.

Il suo viaggio, dall'inizio alla fine, fu un'esperienza di rinnovate speranze.

L'aspettativa e l'illusione l'accompagnavano mentre si avvicinava alla meta.

Il giorno stesso, nel momento preciso del suo rientro in Toscana, corse trafelato in hotel. Era emozionato e nervoso al tempo stesso.

Irma era già lì, era la donna che attendeva lui in piedi appoggiata al tavolino del bar.

Le giunse avanti affannato. Eccoli, l'una di fronte all'altro.

Quanto erano diversi! Il tempo non aveva fatto sconti: il ricordo nitido dei rispettivi visi in gioventù si frantumò. Erano lì, a specchiarsi l'uno di fronte all'altra, avvizziti, segnati, ingobbito lui, trasformata lei. Le loro sagome erano totalmente modificate, tutto risultava come attratto dalla forza di gravità; ogni cellula del corpo è come se cedesse in direzione della terra a cui, con la morte, si torna. Perfino le palpebre degli occhi.

Si baciarono sulle guance come due vecchi amici, si abbracciarono delicatamente e si fissarono negli occhi con tenerezza reciproca.

Era trascorso così tanto tempo, così tante primavere.

Si raccontarono il loro vissuto, la vedovanza di lei, la sua figliola. Si dissero che non si erano mai dimenticati e che il ricordo era fresco.

Le ore della giornata trascorsero velocemente tra le reminiscenze, i rimpianti, le narrazioni del loro vissuto e delle loro strade indipendenti e consumate lontano l'uno dall'altra.

Nello specifico Irma raccontò ad Augusto del marito deceduto in seguito a delle ischemie e gli narrò del suo dolore.

Gli disse che la sua vita e che tutti quegli anni erano trascorsi molto serenamente e pacatamente, senza grandi emozioni e senza passioni forti, facendogli intendere che l'amore per il marito non era stato travolgente e particolare come quello che invece avevano vissuto loro due da giovani.

Tutto sommato, gli anni trascorsi in Francia in

famiglia, erano stati per Irma anni felici, allietati dal legame con la sua figliola Aurore.

L'amore per la figlia aveva sovrastato ed era stato più forte dell'amore per qualsiasi uomo e, nel modesto ambito della sua vita, ciò le era bastato. I sorrisi e gli abbracci di Aurore piccolina erano quanto di meglio avesse vissuto.

Gli occhi le si riempivano di lacrime per l'emozione quando descriveva Aurore appena nata stretta stretta tra le sue braccia, quando rammentava le sue prime paroline e i suoi primi passettini da sola; quando da bimba la chiamava e le diceva: «Maman, maman, regarde-moi!»[4]

I primi giorni di asilo, di scuola, gli anni difficili dell'adolescenza. Si rammaricava che era stata troppo severa a causa del suo carattere ansioso, non si vergognava a confessare che, ancora oggi che Aurore era una donna adulta e indipendente, pregava tutti i giorni la Madonna affinché la sua "bimba" avesse sempre un futuro felice, che vivesse in salute e come il suo cuore desiderava.

Oggetto di conversazione fu anche la faccenda delle pretendenti che Irma fece fatica a focalizzare, oltre che a comprenderne il vero senso. Forse perché, per fortuna

---

[4] Traduzione (ndr): «Mamma, mamma, guardami!»

o per sfortuna, gli anni trascorsi l'avevano resa distaccata, distratta e incapace di giudicare o, più precisamente, disinteressata a esprimere giudizi sulle situazioni altrui.

La sera del giorno seguente, prima dell'arrivo del buio, Irma decise di lasciare l'hotel con la prospettiva di non perdersi più di vista e di rivedersi presto.

Non furono fatte promesse, né presi impegni di nessun genere. Il legame non fu rinsaldato, le emozioni erano state tante e irripetibili, ma tutte determinate da aspettative disilluse e sfumate pacatamente.

Per Augusto non vi era altro da fare che dare di nuovo lo start al consolidato turnover delle pretendenti.

Si proseguiva.

Tant'è che i giorni si susseguirono scanditi, di nuovo, dal viavai dei taxi in andata e in ritorno per arrivi e partenze delle pretendenti.

Finalmente, un giorno, Eleonora fece l'annuncio tanto atteso e tanto sperato dal Direttore dell'hotel: le pretendenti deputate all'incontro erano finite; Augusto le aveva conosciute tutte, non ne doveva arrivare più nessuna. Stop. Il turnover era definitivamente concluso.

Era inequivocabilmente giunto il fatidico momento di una scelta, nel bene o nel male.

Augusto annunciò che avrebbe preso un breve periodo di riflessione… era entrato in contatto con oltre duecentocinquanta donne.

Era tempo di tirare le somme.

Capitolo 13

Colpa e pentimento

Dato l'ordine tassativo a tutti, compreso ad Eleonora, di non disturbare, da due giorni Augusto soggiornava nella sua Gran Suite Sorgente in solitudine: aveva bisogno di riflettere.

Doveva effettuare la sua scelta: decidere chi, tra tutte le pretendenti, sarebbe stata la donna con cui condividere il resto della vita.

Era un pomeriggio caldo e uggioso, forse adatto ai bilanci in solitudine.

In quel momento, ciò che stranamente gli affollava la mente era un rimbombare di ogni sorta di complimento venuto fuori dalla bocca delle pretendenti.

Alcune conoscenze di talune pretendenti adulatrici gli erano sembrate la partecipazione al festival delle banalità. Tante ne dissero per una *captatio benevolentiae* e per compiacerlo al fine di essere la prescelta.

Fu adulato con frasi convenzionali, le stesse che le autorità o i soci pronunciavano nei suoi confronti quando, partecipando alle serate del Rotary Club, leggevano il suo curriculum pubblicamente, come è d'uso a queste soirée:

«Un uomo importante, di spessore; complimenti per come ha gestito l'azienda fino ad oggi; anche durante la fase pandemica la sua è stata l'unica azienda del settore che non ha registrato alcun calo economico; un uomo lungimirante, d'altri tempi; una carriera notevole e invidiabile; un uomo che si è fatto da sé; impegnato e attivo nella beneficienza: in Toscana sono risapute le donazioni che, nel corso degli anni, sono state elargite a favore di certe suore che avevano urgenza di ristrutturare il tetto del loro convento; e bla bla bla, bla bla bla.»

In alcuni giorni gli elogi della pretendente di turno erano stati così banali ed erano andati avanti, dalla colazione al pranzo, tanto che, per non protrarli fino alla sera, Augusto aveva annullato la cena, adducendo un mal di testa terribile sopraggiunto all'improvviso.

Perso nella noia dell'elenco dei complimenti più banali che ricordava, si buttò sul letto e si mise a giocherellare con il cellulare tra le dita, come se fosse un adolescente nella sua cameretta.

Casualmente, come per uno scherzo perfido del destino, o come per un disegno inevitabile del Karma, si imbatté in una vecchia chat mai cancellata con una donna del passato. Un dialogo su whatsapp di alcuni anni prima. Vi leggeva tanti messaggi scritti a raffica. Come un monologo, ma spezzato e frammentato in tanti messaggi diversi che si susseguivano:

"Non farmi vivere questo."

"Sono così delusa che il dolore e la rabbia mi spezzano in due."

"Augusto, non è possibile."

"Ti ricordi quello che abbiamo vissuto?"

"Non si gioca con la vita delle persone."

"Io ti ho dedicato il mio tempo."

"Ho creduto a tutto quello che mi dicevi."

"Ho fatto quello che volevi tu."

"Io ho creduto alla nostra storia."

"Io sono vera, sono leale."

"Mi hai preso in giro, mi dici che stai frequentando un'altra donna e vuoi che io stia in ombra per fare spazio a lei."

"Non sei leale, non sei stato corretto."

"Ti è venuto naturale portare quell'altra donna nella tua vita, con piacere l'hai messa in contatto con i tuoi amici, è entrata a far parte della tua quotidianità a 360 gradi. Io ora che ruolo ho?"

"Ti ho regalato molta parte del mio tempo."

"Ho assecondato tutto, ho creduto a tutto più e più volte. È stata dura per me, molto di più di quello che credi. Adesso cercherò di avere una rinascita e cercherò di riuscirci, voglio andare avanti."

"Non voglio più consegnare la mia vita a te per farmi torturare da illazioni e inganni."

"Non mi sento bene, non mi fare una cosa del genere."

"Sono io che conto, io devo avere importanza."

"Ristabilisci un equilibrio nei miei confronti."

"Io dovrei avere importanza."

"Sei falso!"

"Sei un bugiardo!"

"Nella vita non ti puoi permettere il lusso di dire la verità."

I messaggi whatsapp contenevano l'estrema semplicità del linguaggio colloquiale e al tempo stesso la profondità del dolore, della sofferenza provata dalla scrivente. Narravano tra le righe episodi e gesti ormai dimenticati, evocavano concisamente sofferenza, riflettevano confusione e smarrimento in frasi spezzettate e incomplete.

Augusto cercò altre chat simili e le trovò. Fece lo scroll di centinaia di whatsapp simili di tante dolcissime donne:

"Quello che hai fatto ha un nome, e si chiama manipolazione."

"Manipolazione di una persona che si è fidata di te, che ti ha creduto, che ti è stata vicino, che c'è stata sempre."

"Mi hai fatto fidare."

"Il tuo comportamento è di una prepotenza e di una scorrettezza senza morale. Ne sei cosciente?"

"Chi è quella donna? Che c'entra con te?"

"Perché non mi chiami più? Che fine hanno fatto i nostri progetti di vita insieme?"

"Dammi delle spiegazioni."

"Ti ricordi? Parlavamo di avere un bambino,

dei nostri progetti, di vivere insieme.”

“Ho paura, non dormo più, non mangio più.”

“Augusto, per favore, sto piangendo, non mi sento bene.”

“Ci siamo dedicati l’uno all’altra. Sei il mio mondo, adesso non so cosa è accaduto, cosa ho fatto, perché ti vuoi allontanare e distruggere tutto? Così, all’improvviso!!”

“Mi sento un nodo in gola.”

“È tutto finito? Dillo chiaramente. Ho diritto a sapere il perché.”

“Non ho mai frequentato quella persona che dici, è un conoscente, non l’ho mai frequentato come affermi tu.”

Tornò alla lettura della prima chat e analizzò bene quei messaggi whatsapp sul suo smartphone.

Augusto lesse le sue vergognose risposte di ghiaccio e senza senso: accusava la malcapitata di situazioni inesistenti, cercava di fare una sorta di “specchio” con un cumulo di frasi insensate per rimbalzare le accuse e restituirle a chi le aveva lanciate. All’apice delle sue accuse infondate, aveva bloccato il numero con indifferenza e senza rimorsi, troncando qualsiasi tipo di colloquio, come se la parte lesa e da tutelare fosse lui.

L'Augusto di oggi capiva. Solo ora comprendeva quella donna del passato, di cui non ricordava minimamente neanche il nome, né la associava a un volto, e la sofferenza di lei in quella chat appena letta era la sua in quel momento, in quella stanza d'albergo. La vide per la prima volta per ciò che era realmente: una dolce creatura in cerca di una metà con cui condividere il percorso della sua vita. Come nel mito dell'androgino[5], presente nel celebre dialogo platonico "Simposio", lei andava, per sua natura e quindi per un inesorabile destino, alla ricerca di una metà per sentirsi completa e per affrontare e percorrere al meglio la propria strada nel mondo.

La solitudine di quella donna era la sua stessa solitudine. Ora capiva il dolore che aveva inflitto a un essere umano in cerca di affetto, di un punto di

---

[5] Il mito dell'androgino è una storia mitologica raccontata da Platone nel "Simposio". Questo mito spiega l'incessante ricerca dell'unione da parte degli esseri umani.
Nel mito, gli esseri umani, inizialmente, avevano una forma sferica con quattro braccia, quattro gambe e due volti, uniti in una sola testa. Zeus decise di punirli dividendo ciascuno di essi in due metà. Questo atto li separò in maschi e femmine.
Da quel momento, gli uomini e le donne sono alla ricerca della loro metà perduta. Quando due persone si innamorano, si sentono come se fossero finalmente complete e che hanno trovato la loro anima gemella, la loro metà perduta.
Gli esseri umani, quindi, sono destinati a cercare l'amore e l'unione con l'altro sesso.

riferimento nella vita, bisognosa di amare, di calore, di comprensione. Lui l'aveva umiliata.

Il rimorso di aver inflitto quel malessere profondo e quel disorientamento si somatizzò in un dolore fisico nello stomaco.

I sensi di colpa si ingigantirono oltre misura.

L'uomo si macerò in un'appena nata consapevolezza: quella donna non era l'unica che avesse trattato così.

Ne aveva "fregate" di donne nel suo passato! Da quando era giovane, le aveva illuse, usate e buttate via. A parte poche eccezioni. Spesso sottoponeva la sua donna del momento a tradimenti, senza neanche il pudore di nasconderli. Quando veniva attaccato, attaccava, giocava sporco con mille illazioni e, sulla base esclusiva di queste illazioni, costruiva attacchi insensati per azzittire la vittima che si trovava costretta a difendersi, a piangere, a supplicare di smetterla. Funzionava anche con le donne più forti, perché accadeva sempre quando avevano piena fiducia nella sua persona.

Pur non rammentando nomi e volti con precisione, si ricordò del loro sguardo perso, della loro rabbia, del loro rancore, ma soprattutto della loro sofferenza. Adesso era la sua.

Ora era lui che elemosinava in cerca di amore vero,

comprensione vera, affetto vero.

Soffriva nel letto con il telefono tra le mani torte, aveva paura, non si sentiva bene, così, all'improvviso.

Avvertiva un respiro sempre più corto, pesante, affannoso. Ogni boccata d'aria gli sembrava scorrere attraverso un sentiero tortuoso e faticoso. Il petto si sollevava con lentezza, accompagnato da un carico di stanchezza che si faceva sempre più opprimente. Il suo respiro pesante echeggiava nell'aria, riempiendo lo spazio con un suono cupo e irregolare, come il richiamo affievolito del tempo che volgeva al termine. Ogni esalazione portava via un pezzo di vitalità, come se il suo corpo stesse cedendo alla marea dell'eternità imminente.

Gli occhi erano velati, la loro luce in via di spegnimento come due antiche stelle del firmamento alla luce dell'alba.

Cominciava ad avvertire il fiato sul collo della fine, della morte, di una morte in solitudine. Sentiva chiaramente il peso degli sbagli, della sua crudeltà mascherata da fermezza, era attanagliato da rimorso e paura.

Si rannicchiò in posizione fetale.

Dai cassetti della sua memoria saltarono a galla nuove rimembranze. I ricordi sepolti e rimossi affiorarono lucidi e dirompenti come prove inconfutabili per un condannato a morte.

Non solo aveva riempito di aspettative, promesse e progetti le malcapitate di turno, ma poi, adducendo una scusa qualunque, un pretesto inesistente, le aveva lasciate, incolpandole e facendo nascere in loro rimorsi, rammarichi e pentimenti.

Aveva fatto fiorire l'amarezza in creature speranzose e innocenti.

Il gesto più infimo era stato addossare loro la colpa del suo allontanamento. La motivazione poteva essere di volta in volta una cosetta qualunque, la prima che gli passava per la mente nel momento in cui sentiva il bisogno di lasciare una donna e cominciare una relazione con un'altra. La motivazione era spesso una illazione: un'accusa di frequentare un uomo rivale, di averlo frequentato, una parola fuori posto, la lite per un impegno che lui stesso non manteneva, un'accusa qualunque trasformata, ingigantita fino all'inverosimile. Un'accusa inconsistente di pensare ad un fidanzato del passato che, magari, una donna aveva confidato di aver avuto, una storia ormai sepolta e morta che diventava il fulcro di accuse false, trasformate in reali con la sola forza delle parole.

Le sue vittime erano sottoposte ad un pestaggio

mentale che consisteva dal farle passare da un trattamento da principessa e da persone importanti per lui, alla freddezza e alla noncuranza più totale.

Le donne avevano visibilmente il cuore lacerato e l'incredulità iniziale lasciava il posto al dolore interno più intenso.

Tutto questo accadeva nella sua indifferenza più totale.

Anzi, si autoconvinceva che le motivazioni della rottura fossero reali, serie e una donna, prima considerata come la compagna perfetta, diventava una compagna con così tanti difetti che sarebbe stato impossibile frequentare. Finiva con il percepire e con l'apostrofare come acido ciò che era dolce.

Questo suo schema comportamentale in versione spietata, si era ripetuto chissà quante volte e aveva colpito chissà quante donne. Così tante da non poterle quantificare.

Ognuna lasciata da sola a superare lo shock, a elaborare quella forma di dolore inferto che provocava una ferita così bruciante da pentirsi di essere venuta al mondo.

Qualcuna ne rimase talmente turbata da modificare i rapporti con amici e familiari.

Qualcun'altra passò molti anni a leccarsi le ferite.

Tutte le delusioni d'amore portano a soffrire, ma questo distacco inferto a tradimento e senza base era un qualcosa di indefinito che andava oltre, era un qualcosa di sanguinante; era un processo di sfinimento realizzabile perché l'attuatore non aveva la minima considerazione, né il rimorso né il dispiacere o il minimo affetto o anche solo un po' di empatia.

L'uomo aveva commesso dei delitti del cuore che nessun tribunale avrebbe mai potuto condannare. L'aveva fatta franca, trascorrendo indisturbato una vita piena, serena e dorata. Fatta franca fino a quel momento: ora, sdraiato su quel letto, sofferente, era alla resa dei conti con la sua coscienza. Finalmente la coscienza predominava sull'io, per la prima volta. Ora avrebbe pagato con un dolore smisurato e superiore alla colpa.

Si ricordò che, da bambino, una rugosa vecchina del suo paese, con il fazzoletto in testa annodato sotto il mento, gli aveva predetto: «Non fare del male a nessuno, perché il male fatto ti rimbalzerà in faccia in punto di morte.»

La profezia si era compiuta.

Lui, un colosso nella vita, un tiranno educato che aveva deciso per gli altri e condannato all'infelicità tante, si fece piccolo piccolo, si ripiegò su sé stesso.

Sentì le forze venire meno e abbandonarlo e all'unisono avvertì un peso nello stomaco che lo schiacciava e un'angoscia che lo asfissiava.

Perché aveva trattato in quel modo le donne che lo amavano? La vita degli esseri umani è degna di rispetto e lui era stato un codardo, scorretto, crudele, infido.

Scavò nel passato più scuro con il ricordo e cercò un alibi ai suoi comportamenti: ripensò alla morte della sua mamma, quando lui era poco più che ventenne; ricordò la morte improvvisa della sua amata sorella maggiore e poi la malattia del padre a cui dovette assistere inerte perché incurabile.

Il dolore personale lo avrebbe dovuto rendere empatico verso la sofferenza altrui.

Si sentiva confuso, sfinito, dolorante al capo e al petto; sentì una tensione muscolare molto forte. Improvvisamente avvertì uno stato di profonda debolezza e un intorpidimento al lato sinistro del corpo; era spaventato, il capo gli faceva male; fronte e schiena erano perlate di sudore; la stanza sembrava stringersi intorno a lui. La sua mente era assorbita dalla lucida paura di una morte imminente.

Si addormentò sfinito.

Al mattino non riuscì a muoversi e parlava stentatamente. Solo in tarda mattinata Eleonora, il

Direttore e due cameriere aprirono la stanza e lo trovarono inchiodato a quel letto bianco con il corpo sprofondato e irrigidito.

Con un filo di voce flebile e tratteggiata, raccogliendo tutte le sue forze, diede ordine di chiamare il suo notaio, motivato a dettare le sue ultime volontà.

In piena coscienza, con il suo ultimo filo di voce, dettò le sue definitive volontà testamentarie:

Io Augusto Orsini, in piena coscienza e in totale capacità di intendere e di volere

DECIDO

che le mie ricchezze, dopo attenta valutazione, vengano liquidate e il ricavato venga equamente suddiviso tra le mie 252 (duecentocinquantadue) pretendenti.

Seguì un elenco puntuale e preciso delle beneficiarie, di tutti i duecentocinquantadue nomi e cognomi.

Le sue ricchezze sarebbero state vendute e divise equamente tra le sue pretendenti. Tutte, nessuna esclusa.

Nomino come esecutore del mio testamento Eleonora Bini. Esorto l'esecutore testamentario a gestire la mia successione con diligenza e attenzione.

Revoco qualsiasi testamento o disposizione precedente fatta da me. Dichiaro che questo testamento rappresenta la mia volontà e intenzione.

In fede di ciò, firmo questo testamento in presenza di due testimoni che hanno letto e compreso il contenuto.

Augusto Virgilio Orsini

Dopo questi suoi ultimi adempimenti burocratici, congedato il notaio, Augusto restò solo. Sentì chiaramente il corpo che lo abbandonava e una incalzante sensazione di immaterialità. Non era più padrone di se stesso: proprio lui, lui che aveva padroneggiato il mondo e la vita altrui, lui che aveva avuto sempre tutto sotto controllo, lui che era in procinto di costruire per sé una nuova vita, lui disposto a cambiare tutto affinché nulla cambiasse, lui che inseguiva l'eterna giovinezza ed anelava ad uno sprazzo di eternità.

La sua vita era stata veloce, colorata e frenetica come uno spettacolo di flamenco dove le ballerine indossano abiti ingombranti ma preziosi e strabordanti di decorazioni.

Ora il sipario stava per chiudersi; era il sipario di un palcoscenico vuoto, senza platea; non c'era nessun affetto al suo fianco.

La morte fu lenta e percepita, fu cosciente.

L'uomo si lasciò andare dopo aver abbandonato le sue passioni terrene, spogliandosi della sua fierezza e della sua caparbietà.

Andò incontro alla dipartita con umiltà.

Comprese una grande ed inesorabile verità che diede un senso a quello che stava provando in quegli attimi.

Comprese che si muore per imparare a vivere.

Solo la sera la sua segretaria Eleonora Bindi, il direttore Alfio Cialini, l'addetto alla reception con le chiavi e il medico aprirono la sua stanza e lo trovarono sempre nel letto dalle lenzuola candide, ma con il corpo ormai rigido e freddo.

In quel letto sontuoso, fu trovato il suo corpo senza nessun anelito di vita.

Tra le urla e i pianti sinceri di Eleonora, ne decretarono una terribile fatalità: il suo decesso.

Augusto Virgilio Orsini morì solo, in una uggiosa e torrida giornata di inizio luglio, nella suite più magnificente di un hotel raffinatissimo, nel cuore della Toscana.

Capitolo 14

Le protagoniste

Una brezza leggera spirava come a portar via il tempo andato e a spazzare frammenti di eternità trascorsi.

Nella piazza del suo paese una folla si diresse alla chiesetta di Santa Cristiana.

Oltre duecentocinquanta donne si strinsero intorno alla bara marrone ricoperta da filari di cuscini di orchidee bianche, così belle da far sembrare il feretro un'opera d'arte.

«Chi sono queste donne?», sussurrarono increduli i vecchi del paese che, partecipando al funerale, le videro arrivare.

«Sono le pretendenti», rispose il più informato.

Le donne partecipavano alle esequie per rendere l'ultimo saluto ad Augusto Orsini ed accompagnarlo nell'ultimo viaggio.

Avevano immaginato di accompagnarlo in ben altri viaggi, sulle sue barche a solcare mari e oceani, in viaggi esotici, si erano collocate mentalmente nelle mete più ambite a sorseggiare cocktail a bordo piscina o a prendere parte a eventi mondani.

Oggi erano loro le protagoniste, le pretendenti, donne che avevano cercato l'amore a tutti i costi, e che ora sfilavano ordinate e pazienti davanti a una bara, come in processione, a baciarla e ad abbracciarla, a sfiorarla, coscienti della caducità della vita e della beffa del destino.

Erano loro, le pretendenti, che si fondevano in un solo accorpamento e costituivano un unicum: ciascuna diversa, ma tanto simile alle altre negli intenti e nelle speranze disattese.

Erano belle, belle come le donne sono e sprigionavano luce ed energia come un sole.

Ciascuna aveva in mano un palloncino colorato con scritto il proprio nome. Al comando di Irma Della Rocca che apriva il gruppo, ciascuna lo lasciò volare in cielo in onore di Augusto Orsini.

In un tripudio di colori, i palloncini salirono in alto tra le nuvole fino a perdersi, come il loro cuore. Esplosero tutte in un riso liberatorio, nostalgico e amaro al tempo stesso.

Donne forti e fragili, sante e vissute, dolci e acide, avvenenti e brutte: il destino era stato democratico e aveva messo tutte alla pari.

Per decenni si parlò di loro: si raccontò di una folla di donne al funerale del grande Augusto Orsini, si raccontò delle sue pretendenti. Si raccontò dell'amore cercato a tutti i costi.

L'autrice

Irene Di Palma è nata nel 1972 in Abruzzo a Chieti, dove la sua vita familiare e professionale è ancorata.

Dopo aver conseguito una laurea in Lettere presso l'Università Degli Studi "G. D'Annunzio", si è specializzata come docente e insegnante nelle Scuole Superiori.

Ha una profonda passione per la scrittura in cui mostra creatività, originalità ed empatia verso gli altri.

Il suo racconto "Profumo di Vita. I viaggi del cuore" edito dapprima dalla Independently Published, dove ha ottenuto enorme successo nelle vendite, e dal 2024 dalla OM Edizioni, ha riportato premi e menzioni speciali in concorsi letterari internazionali come il Premio Internazionale Letterario "Luca Romano" e il Premio Internazionale di Letteratura "Francavilla Urban Festival".